External Carotid Artery

Imaging Anatomy Atlas for Endovascular Treatment

颈外动脉 血管内治疗影像解剖图谱

原著 ［日］Hiro Kiyosue　　主审 张鸿祺　　主译 马永杰 陆 夏

中国科学技术出版社

·北 京·

图书在版编目（CIP）数据

颈外动脉：血管内治疗影像解剖图谱 /（日）清末一路原著；马永杰，陆夏主译 . — 北京：中国科学技术出版社，2024.6

书名原文：External Carotid Artery：Imaging Anatomy Atlas for Endovascular Treatment

ISBN 978-7-5236-0475-5

Ⅰ.①颈… Ⅱ.①清… ②马… ③陆… Ⅲ.①颈外动脉—影像诊断—人体解剖学—图谱 Ⅳ.① R322.1-64

中国国家版本馆 CIP 数据核字 (2024) 第 042363 号

著作权合同登记号：01-2023-2841

策划编辑	孙　超　焦健姿	
责任编辑	孙　超	
文字编辑	韩　放	
装帧设计	佳木水轩	
责任印制	李晓霖	

出　　版	中国科学技术出版社
发　　行	中国科学技术出版社发行部
地　　址	北京市海淀区中关村南大街 16 号
邮　　编	100081
发行电话	010-62173865
传　　真	010-62173081
网　　址	http://www.cspbooks.com.cn

开　　本	889mm×1194mm　1/16
字　　数	191 千字
印　　张	14
版　　次	2024 年 6 月第 1 版
印　　次	2024 年 6 月第 1 次印刷
印　　刷	北京盛通印刷股份有限公司
书　　号	ISBN 978-7-5236-0475-5/R·3190
定　　价	158.00 元

（凡购买本社图书，如有缺页、倒页、脱页者，本社发行部负责调换）

译者名单

主　审　张鸿祺

主　译　马永杰　陆　夏

译　者　（以姓氏笔画为序）
　　　　于嘉兴　任　健　江　南　苏　新
　　　　宋子豪　孟笑生　耿介文

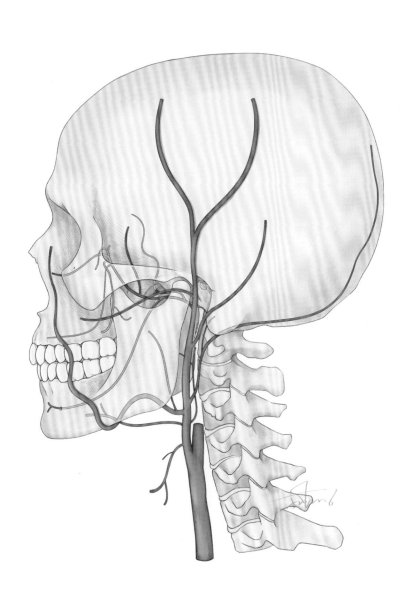

内容提要

　　本书引进自 Springer 出版社，书中详细介绍了颈外动脉及其分支的影像学解剖，不仅涉及二维血管造影图像，还包括三维血管造影、CT 和 MRI 的不同断面及融合图像，有助于读者深入了解颈外动脉细小分支的复杂解剖结构。颈外动脉及其分支为肌皮器官、内脏器官、颅神经、面颅骨、硬脑膜等组织器官供血，且通过各种潜在吻合与脑动脉、眼动脉沟通。了解其影像解剖学表现对提高血管内介入治疗的成功率和安全性至关重要。本书全面分析了颈外动脉分支血管在介入治疗中的临床意义，有助于神经介入诊疗医师掌握目标血管及其周围器官的解剖结构，非常适合神经外科学、神经内科学及介入科等相关科室医师、医学生参考阅读。

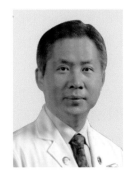

张鸿祺

主任医师，教授，博士研究生导师，首都医科大学宣武医院神经外科主任，国家卫健委有突出贡献中青年专家。从事脑与脊髓血管病的外科和介入治疗近30年，经过严格培训和多年经验积累，成为同时熟练掌握显微手术和血管内治疗两项技术的脑脊髓血管病外科专家，并将两者相互融合。主持国家自然科学基金、国家"十三五"、北京市科委等多项国家级和省部级科研课题。曾获国家科学技术进步二等奖、卫生部科学进步三等奖，北京市科技新星、北京市"十百千"卫生人才（百层次人才），入选国家级百千万人才工程、北京市医院管理中心"登峰"人才培养计划、首都科技领军人才培养工程。以第一作者／通讯作者身份发表SCI期刊论文80余篇，国内核心期刊论文80余篇。

译者前言

颈外动脉是重要的头颈部供血动脉，其与周围神经、肌肉等结构分布错综复杂，因此掌握该动脉的局部解剖难度颇大。然而，扎实的解剖学知识是医务人员正确诊断和治疗疾病的基础。

随着医疗技术不断进步，我们对血管影像的理解也进一步深入。*External Carotid Artery: Imaging Anatomy Atlas for Endovascular Treatment* 是 Hiro Kiyosue 教授编写的一部颈外动脉影像解剖图谱，书中融合了前沿的影像学技术，翔实介绍了颈外动脉的胚胎发育与解剖结构。不同于传统解剖图谱，著者将颈外动脉分为 8 个分支来讲解。本书共 5 章，先概要讲述了颈外动脉概况和胚胎发育，然后分别讲解了颈外动脉近端的前组分支（内脏分支）、颈外动脉近端的后组分支（神经分支）、颈外动脉远端发出的浅表动脉和上颌动脉。在全面介绍各分支血管解剖的同时，还深入分析探讨了各分支在介入治疗中的临床意义，并提供了大量临床影像图片和精美的医学插图，内容丰富，编排新颖，图文并茂，是一部高质量的血管影像解剖参考书。

原著者 Hiro Kiyosue 教授是国际介入放射学和神经血管疾病领域的知名专家，拥有丰富的临床经验，其团队在参考国际最新研究成果和大量文献基础上编写了本书。书中讲解细致，阐释明晰，紧密结合实践需要，对各解剖结构标注极为详尽，能够帮助读者更好地理解颈外动脉，特别是细小分支的走行与功能，是一部学习颈外血管解剖的难得好书。

为确保中译本尽早与广大读者见面，在 COVID-19 大流行期间我们克服种种困难，经过 1 年多的努力，完成了本书的翻译审校工作。在此，真诚感谢每一位译者和出版社的编辑人员，正是他们辛勤的劳动，才使本书得以顺利出版。希望本书的出版可以为从事神经血管疾病解剖、诊断和治疗的人士提供有价值的参考。

尽管我们在翻译过程中力求精益求精，但由于中外术语规范及语言表达习惯有所不同，中文翻译版中可能偶有不足和欠妥之处，恳请广大同道批评指正。

首都医科大学宣武医院神经外科　张鸿祺

目　录

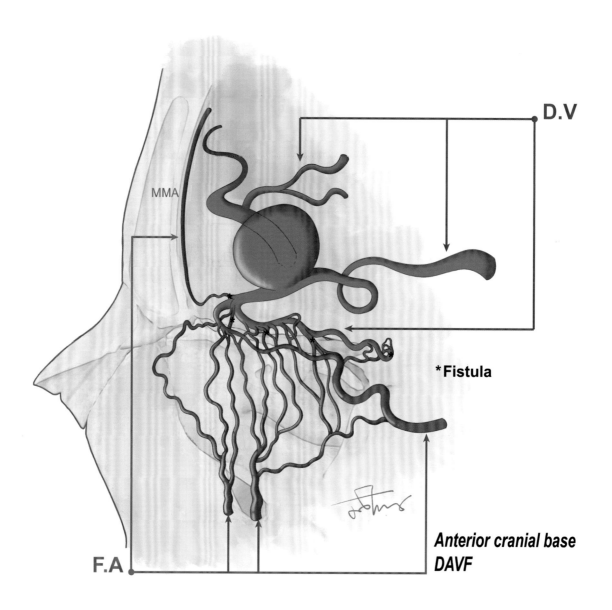

D.V

*Fistula

MMA

Anterior cranial base
DAVF

F.A

颈外动脉
External Carotid Artery

Hiro Kiyosue　著

颈外动脉（external carotid artery，ECA）发出不同的分支，为肌皮器官、内脏器官（咽、口腔、喉、甲状腺等）、颅神经、面颅骨和硬脑膜供应血流。它通过各种可能的吻合与脑动脉和眼动脉相通。了解颈外动脉及其分支的影像解剖学，特别是这些潜在的吻合和颅神经供应，对于血管内治疗的成功和安全至关重要。

颈外动脉通常起源于颈总动脉 C_4 椎体水平的前内侧。颈外动脉在其起始处向下发出甲状腺上动脉，并向上延伸至腮腺，向前发出舌动脉和面动脉，后上方发出枕动脉，咽升动脉和耳后动脉。它穿过腮腺后，在下颌颈水平分叉为颞浅动脉和上颌动脉 2 条终末支（图 1-1 和图 1-2）。

ECA 的分支来自胚胎动脉的残余部分，包括第一和第二主动脉弓（腹侧主动脉和背侧主动脉之间的交通）和颈动脉 – 椎基底动脉吻合（背侧主动脉和椎基底动脉之间的交通）[1-3]。因此，颈外动脉和颈内动脉或椎基底动脉之间存在各种潜在的吻合。胚胎早期，在 6 个咽弓内，腹侧主动脉和背侧主动脉之间形成 6 对主动脉弓。这些主动脉弓从头到尾依次形成，第一和第二主动脉弓成为动脉丛，然后退化。背侧主动脉的头侧和第

三主动脉弓成为颈内动脉。来自第一和第二主动脉弓的残余动脉丛腹侧部分形成了 ECA 的一些分支（图 1-3）。第二主动脉弓的近端部分形成腹侧咽动脉，进一步成为面动脉和舌动脉的主干。颈动脉 – 椎基底动脉吻合是胚胎时期重要的连通血管，存在于背侧主动脉和椎基底动脉之间。颈动脉 – 椎基底动脉吻合包括原始三叉动脉、原始耳动脉、原始舌下动脉、第一和第二寰前动脉。除罕见的解剖变异外，颈动脉 – 椎基底动脉吻合随着椎基底动脉系统的发展而退化和消失。咽升动脉和枕动脉分别由部分原始舌下动脉和寰前动脉形成。脑膜中动脉和上颌动脉由第一和第二主动脉弓残余动脉丛的腹侧部分形成，通过被称为镫骨动脉的暂时性胚胎期动脉与舌骨动脉（第二主动脉弓残余的背干）相连。镫骨动脉穿过鼓室中的镫骨，分为眶上支和上颌 – 下颌支两条终末支。前者成为脑膜中动脉，后者成为上颌动脉。镫骨动脉随着 ECA 主干的发育而退化消失，其残余部分成为 ECA 分布在鼓室内的小分支。如上所述，ECA 是由退化的第一和第二主动脉弓、动脉丛、胚胎吻合及新形成的动脉通路构成，因此，其可以存在多种潜在吻合和解剖变异。

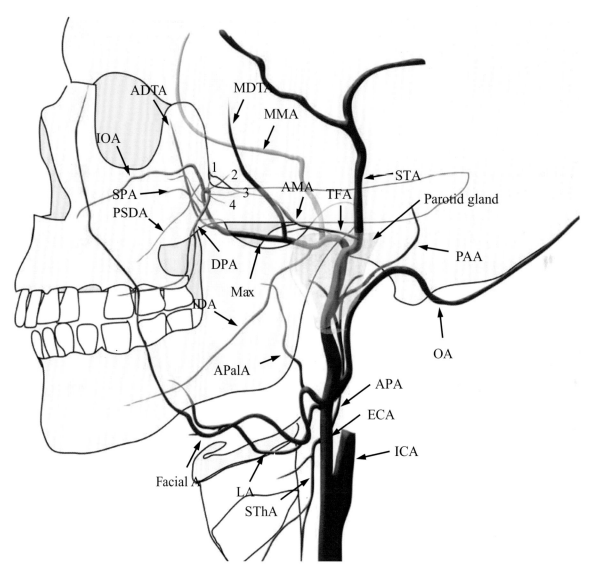

▲ 图 1-1　颈外动脉及其主要分支示意

SThA. 甲状腺上动脉；ICA. 颈内动脉；ECA. 颈外动脉；LA. 舌动脉；Facial A. 面动脉；APA. 咽升动脉；APalA. 腭升动脉；
OA. 枕动脉；PAA. 耳后动脉；STA. 颞浅动脉；TFA. 面横动脉；MMA. 脑膜中动脉；AMA. 脑膜副动脉；IDA. 下牙槽动脉；
MDTA. 中颞深动脉；Max. 上颌动脉；ADTA. 颞深前动脉；DPA. 腭降动脉；PSDA. 上牙槽后动脉；IOA. 眶下动脉；SPA. 蝶腭动脉；
1. 眶上裂动脉；2. 圆孔动脉；3. 翼管动脉（Vidian 动脉）；4. 咽动脉（翼鞘管动脉）；Parotid gland. 腮腺

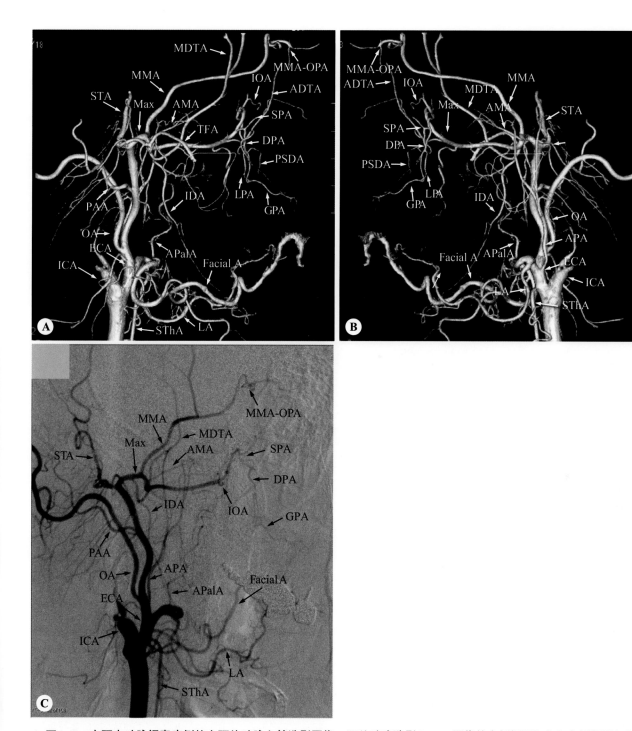

▲ 图1-2　右颈内动脉闭塞病例的右颈外动脉血管造影图像，颈总动脉造影 3D VR 图像的右侧视图（A）和左侧视图（B），以及右前斜视图（C）

SThA. 甲状腺上动脉；ICA. 颈内动脉；ECA. 颈外动脉；LA. 舌动脉；Facial A. 面动脉；APA. 咽升动脉；APalA. 腭升动脉；OA. 枕动脉；PAA. 耳后动脉；STA. 颞浅动脉；TFA. 面横动脉；MMA. 脑膜中动脉；AMA. 脑膜副动脉；IDA. 下牙槽动脉；MDTA. 颞深中动脉；Max. 上颌动脉；ADTA. 颞深前动脉；DPA. 腭降动脉；LPA. 腭小动脉；GPA. 腭大动脉；PSDA. 上牙槽后动脉；IOA. 眶下动脉；SPA. 蝶腭动脉；MMA-OPA. 脑膜中动脉前支与眼动脉的吻合

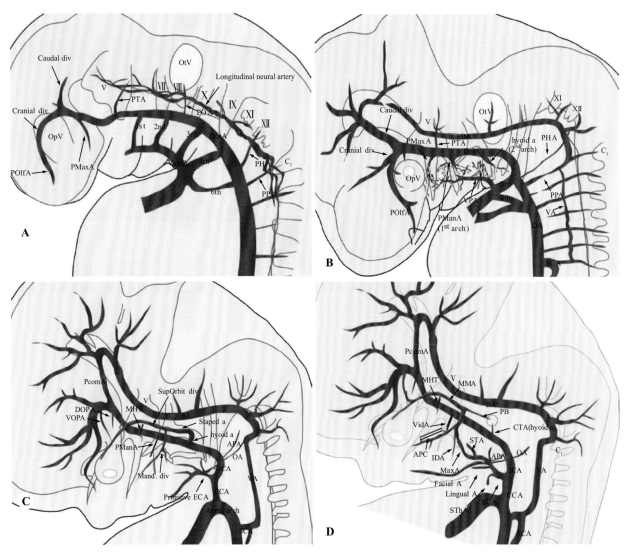

▲ 图 1-3 颈外动脉的胚胎发育，胚胎头尾长（CRL）4mm（A）、9mm（B）、18mm（C）和出生后（D）的示意图

A.DorA. 背侧主动脉；1st. 第一主动脉弓；2nd. 第二主动脉弓；3rd. 第三主动脉弓；4th. 第四主动脉弓；6th. 第六主动脉弓；C_1. 第一颈脊神经；VentA. 腹侧主动脉；PMax A. 原始上颌动脉；POlfA. 原始嗅动脉；OpV. 视囊；Cranial div. 头侧干；Caudal div. 尾侧干；Ⅴ～Ⅻ. 第Ⅴ～Ⅻ对颅神经；OtV. 听囊；PTA. 原始三叉动脉；POA. 原始耳动脉；PHA. 原始舌下动脉；PPA. 原始寰前动脉；Longitudinal neural artery. 纵向神经动脉；B.DA. 背侧主动脉；1st. 第一主动脉弓；2nd. 第二主动脉弓；3rd. 第三主动脉弓；4th. 第四主动脉弓；C_1. 第一颈脊神经；PMax A. 原始上颌动脉；POlfA. 原始嗅动脉；OpV. 视囊；Cranial div. 头侧干；Caudal div. 尾侧干；Ⅴ，Ⅺ，Ⅻ. 第Ⅴ对、第Ⅺ对、第Ⅻ对颅神经；OtV. 听囊；PTA. 原始三叉动脉；PHA. 原始舌下动脉；PPA. 原始寰前动脉；VPA. 腹侧咽动脉；PManA. 原始下颌动脉；BA. 基底动脉；hyoid a. 舌骨动脉；VA. 椎动脉；SCA. 锁骨下动脉。C.MHT. 脑膜垂体干；Ⅴ. 第Ⅴ对颅神经；PManA. 原始下颌动脉；BA. 基底动脉；hyoid a. 舌骨动脉；VA. 椎动脉；CCA. 颈总动脉；ECA. 颈外动脉；ICA. 颈内动脉；OA. 枕动脉；APA. 咽升动脉；hyoid a. 舌骨动脉；Staped a. 镫骨动脉；Mand.div. 下颌干；SupOrbit div. 眶上干；DOPA. 背侧眼动脉；VOPA. 腹侧眼动脉；PcomA. 后交通动脉；SCA. 锁骨下动脉；Aortic arch. 主动脉弓；D.MHT. 脑膜垂体干；Ⅴ. 第Ⅴ对颅神经；C_1. 第一颈脊神经；VidA. vidian 动脉；APC. 翼管动脉；BA. 基底动脉；SCA. 锁骨下动脉；VA. 椎动脉；CCA. 颈总动脉；ECA. 颈外动脉；ICA. 颈内动脉；OA. 枕动脉；APA. 咽升动脉；CTA（hyoid a）. 颈鼓室动脉（舌动脉）；SThA. 甲状腺上动脉；Lingual A. 舌动脉；Facial A. 面动脉；STA. 颞浅动脉；MaxA. 上颌动脉；IDA. 下牙槽动脉；MMA. 脑膜中动脉；PB. 脑膜中动脉岩骨支；Pcom A. 后交通动脉

参考文献

[1] Paget DH. The development of the cranial arteries in the human embryo. Contrib Embryol. 1948;32:205–61.

[2] Lasjaunias P, Berenstein A, Ter Brugge KG. Surgical neuroangiography. In: Clinical vascular anatomy and variations, vol. 1. 2nd ed. Berlin: Springer; 2001. p. 15–87.

[3] Hiruma T, Nakajima Y, Nakamura H. Development of pharyngeal arch arteries in early mouse embryo. J Anat. 2002;201:15–29.

第2章 颈外动脉近端的前组（内脏）分支
Anterior (Visceral) Branches from the Proximal ECA

Hiro Kiyosue　著

甲状腺上动脉、舌动脉和面动脉供应肌皮组织、内脏器官，包括颊黏膜、口腔、口咽、下咽和喉、唾液腺，以及上颈部和面部的甲状腺。这些动脉通常起源于共同主干，又通过它们的分支相互吻合。

一、甲状腺上动脉

甲状腺上动脉（superior thyroidal artery）是颈外动脉的第一分支（图 2-1 和图 2-2），它起源于 ECA 起点的前方，然后成锐角转向下。偶尔起源于颈总动脉（约 20%），很少与舌动脉共干起源（约 3%）（图 2-3）[1-2]。甲状腺上动脉沿喉侧壁下行至甲状腺，分叉为前、后支供应甲状腺。

甲状腺上动脉的分支包括以下几种（图 2-1、图 2-2、图 2-4、图 2-5 和图 2-6）。

1. 舌骨下支
舌骨下支（infrahyoid branch）起源于舌骨下方，沿舌骨下表面延伸。它供应舌骨和邻近肌肉，并与对侧对应部分吻合。

2. 胸锁乳突肌支
胸锁乳突肌支（sternocleidomastoid branch）在胸锁乳突肌下外方走行，供应下半部肌肉及邻近肌皮组织。罕见情况下，它单独从 ECA 发出。

3. 喉上动脉
喉上动脉（superior laryngeal artery）起源于甲状腺上动脉前内侧。它穿过甲状舌骨韧带到达喉部，然后分叉成升支和降支。升支分布于会厌，与舌动脉吻合。降支在前庭襞发出分支后进一步分为前支和后支。前支供应声带和喉黏膜，与甲状腺上动脉的前支或环甲支吻合。后支分布于甲状会厌、杓状软骨、环杓侧肌和邻近黏膜[3]。喉上动脉可能起源于 ECA、咽升动脉或舌动脉（图 2-3）。

4. 环甲支
环甲支（cricothyroid branch）在胸骨甲状肌下内侧走行，供应环甲肌和喉。它与对侧的对应血管吻合（图 2-4）。

5. 前后支（图 2-4、图 2-5）
前支（anterior branch）和后支（posterior branch）是终末分支，起源于甲状腺上方，供应腺体上部。前支与对侧前支吻合（图 2-6A），后支与甲状腺下动脉吻合（图 2-6B）。

6. 椎体前支
虽然文献中没有描述椎体前支（prevertebral branch），但通常有一条起源于甲状腺上动脉近端小分支，分布在椎前间隙。它横向穿过椎前间隙，与对侧甲状腺上动脉的分支吻合。

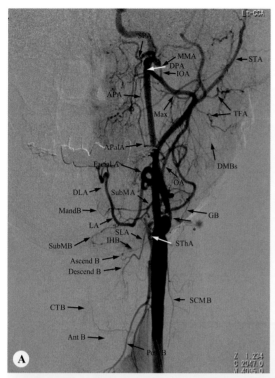
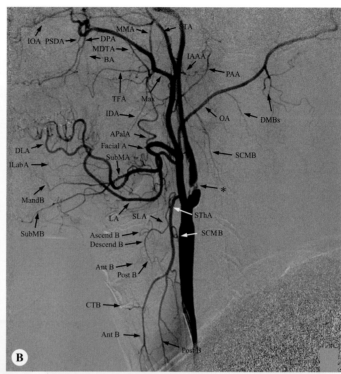
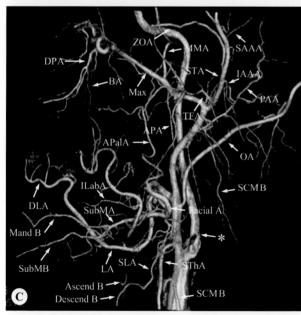
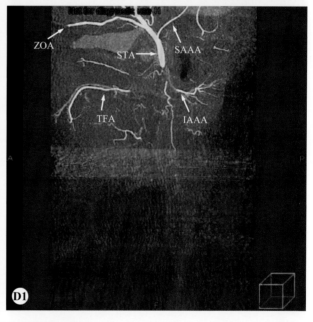

▲ 图 2-1　颈内动脉近端严重狭窄病例中的颈外动脉近段分支血管造影解剖，**2D DSA** 的正位（**A**）和侧位（**B**）图像、**3D VR** 图像的侧视图（**C**），以及 **MPR** 图像的矢状位（**D**）和轴位（**E**）图像

SPA. 蝶腭动脉，DPA. 腭降动脉；MMA. 脑膜中动脉；IOA. 眶下动脉；APA. 咽升动脉；STA. 颞浅动脉；Max. 上颌动脉；TFA. 面横动脉；DMBs. 肌降支；ApalA. 腭升动脉；Facial A. 面动脉；OA. 枕动脉；DLA. 舌深动脉；LA. 舌动脉；SubMA. 颈下动脉；GB. 腺体支；SLA. 喉上动脉；SThA. 甲状腺上动脉；IHB. 舌骨下支；Ascend B. 升支；Descend B. 降支；SCMB. 胸锁乳突肌支；CTB. 环甲支；Ant B. 前支；Post B. 后支。*. 颈内动脉狭窄；MandB. 下颌支；SubMB. 下颌下支；MDTA. 颞深中动脉；MDTB. 内侧硬膜 - 小脑幕支；PSDA. 上牙槽后动脉；BA. 颊动脉；IAAA. 耳前下动脉；SAAA. 耳前上动脉；PAA. 耳后动脉；IDA. 下牙槽动脉；ILabA. 下唇动脉；ZOA. 颧眶支；AuB（PAA）. 耳支（耳后动脉）；OccB. 枕支；ATA. 鼓室前动脉；Parotid Bs. 腮腺支；CT IDA&MDTA. 下牙槽动脉 & 颞深中动脉；MB. 乳突支；ADTA. 颞深前动脉；PB. 岩骨支；AMA（MA）. 脑膜副动脉；pCSB. 海绵窦后支；SMA. 茎乳动脉；ECA. 颈外动脉；ICA. 颈内动脉；GPA. 腭大动脉；LPA. 腭小动脉；SHB. 舌骨上支；DLB. 舌背支；APC. 翼管动脉；VidA. 翼管动脉（Vidian 动脉）；PhA. 咽动脉；PhB. 咽支；TB. 扁桃体支；CCA. 颈总动脉

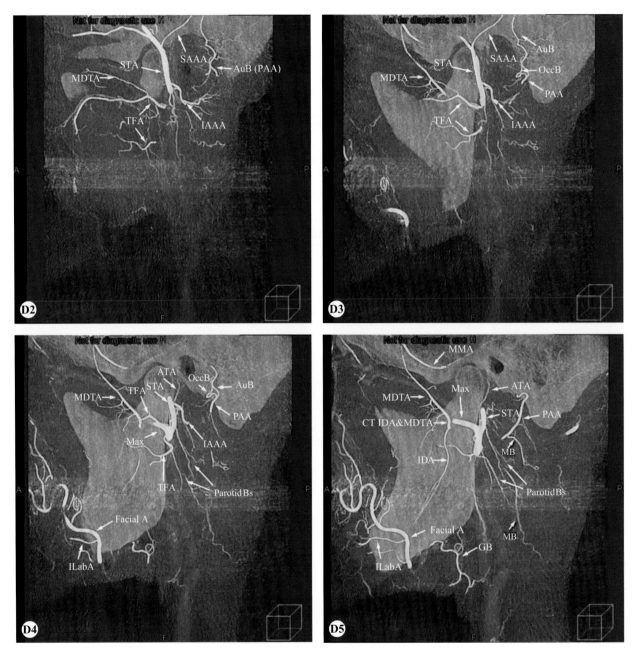

▲ 图 2-1（续） 颈内动脉近端严重狭窄病例中的颈外动脉近段分支血管造影解剖，**2D DSA** 的正位（**A**）和侧位（**B**）图像、**3D VR** 图像的侧视图（**C**），以及 **MPR** 图像的矢状位（**D**）和轴位（**E**）图像

PVB. 椎体前支；Lingual A. 舌动脉；CBif. 颈动脉分叉；SubLA. 舌下动脉；BB. 颊肌支；SlabA. 上唇动脉；LNA. 鼻外侧动脉；DNB. 鼻背支；NMT. 神经脑膜干；InfB. 下支；ITB. 下鼻甲分支；AA. 内眦动脉；IOA. 眶下动脉；PLNA. 鼻后外侧动脉；PSA. 鼻中隔后动脉；PCB. 后凸面支；TFA. 面横动脉；OPA. 眼动脉；SupB. 上支；ASOF. 眶上裂动脉；LacA. 泪腺动脉；FA. 额动脉

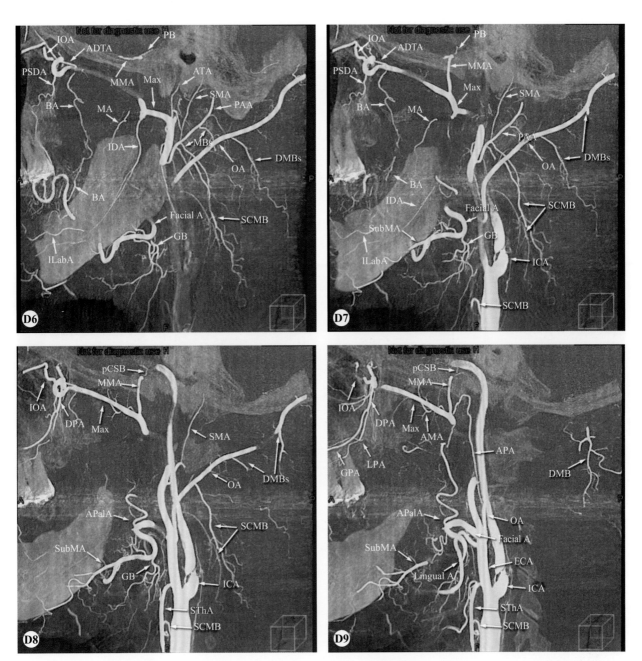

▲ 图 2-1（续）　颈内动脉近端严重狭窄病例中的颈外动脉近段分支血管造影解剖，**2D DSA** 的正位（**A**）和侧位（**B**）图像、**3D VR** 图像的侧视图（**C**），以及 **MPR** 图像的矢状位（**D**）和轴位（**E**）图像

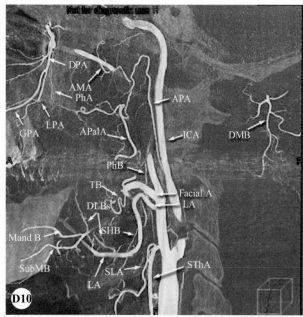

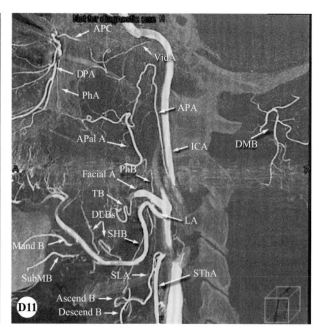

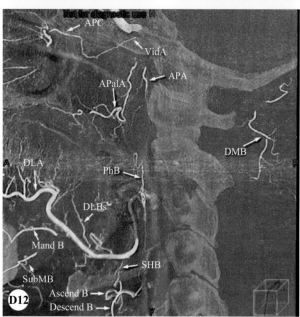

▲ 图 2-1（续）　颈内动脉近端严重狭窄病例中的颈外动脉近段分支血管造影解剖，**2D DSA** 的正位（**A**）和侧位（**B**）图像、**3D VR** 图像的侧视图（**C**），以及 **MPR** 图像的矢状位（**D**）和轴位（**E**）图像

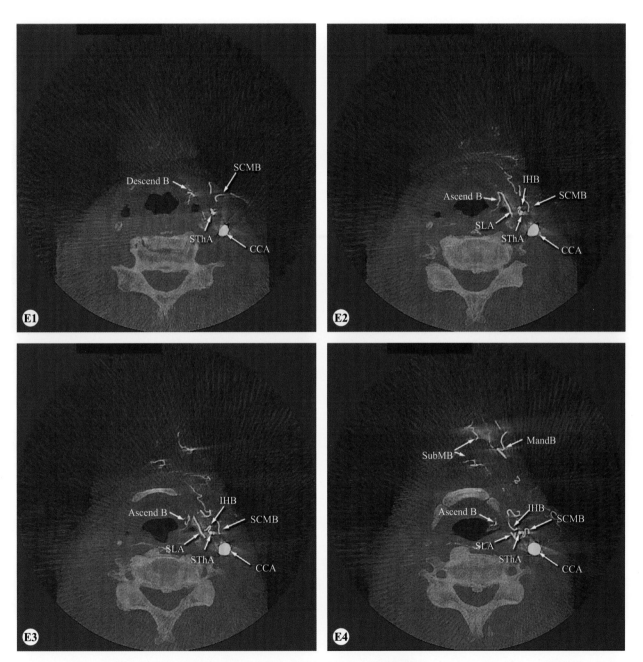

▲ 图 2–1（续）　颈内动脉近端严重狭窄病例中的颈外动脉近段分支血管造影解剖，**2D DSA** 的正位（**A**）和侧位（**B**）图像、**3D VR** 图像的侧视图（**C**），以及 **MPR** 图像的矢状位（**D**）和轴位（**E**）图像

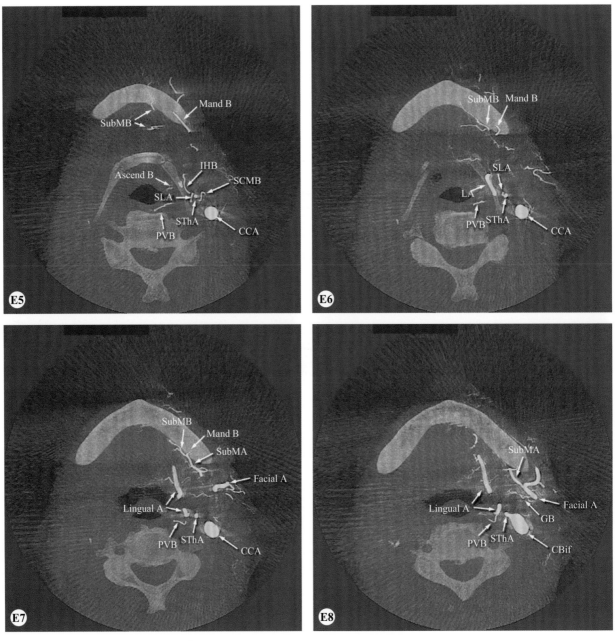

▲ 图 2-1（续）　颈内动脉近端严重狭窄病例中的颈外动脉近段分支血管造影解剖，**2D DSA** 的正位（**A**）和侧位（**B**）图像、**3D VR** 图像的侧视图（**C**），以及 **MPR** 图像的矢状位（**D**）和轴位（**E**）图像

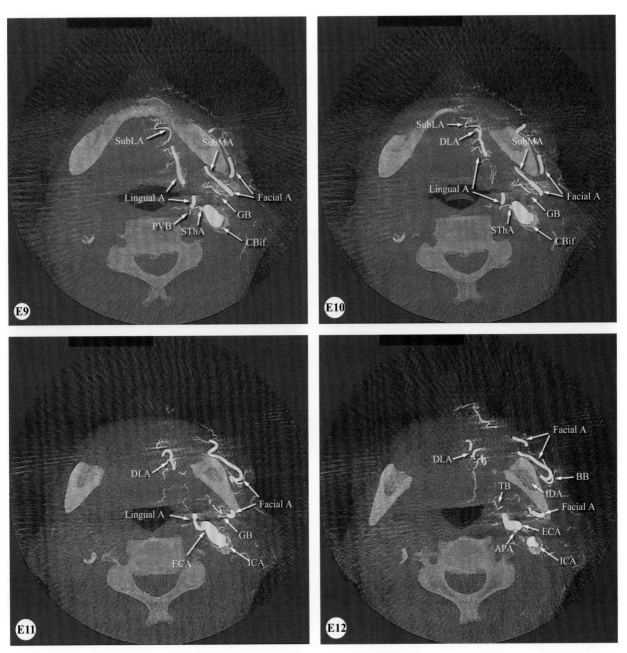

▲ 图 2−1（续） 颈内动脉近端严重狭窄病例中的颈外动脉近段分支血管造影解剖，2D DSA 的正位（A）和侧位（B）图像、
3D VR 图像的侧视图（C），以及 MPR 图像的矢状位（D）和轴位（E）图像

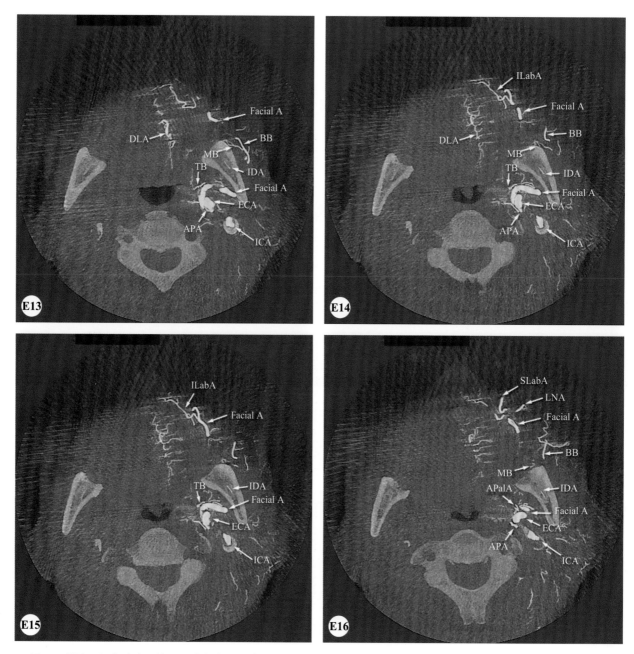

▲ 图 2-1（续） 颈内动脉近端严重狭窄病例中的颈外动脉近段分支血管造影解剖，**2D DSA** 的正位（**A**）和侧位（**B**）图像、**3D VR** 图像的侧视图（**C**），以及 **MPR** 图像的矢状位（**D**）和轴位（**E**）图像

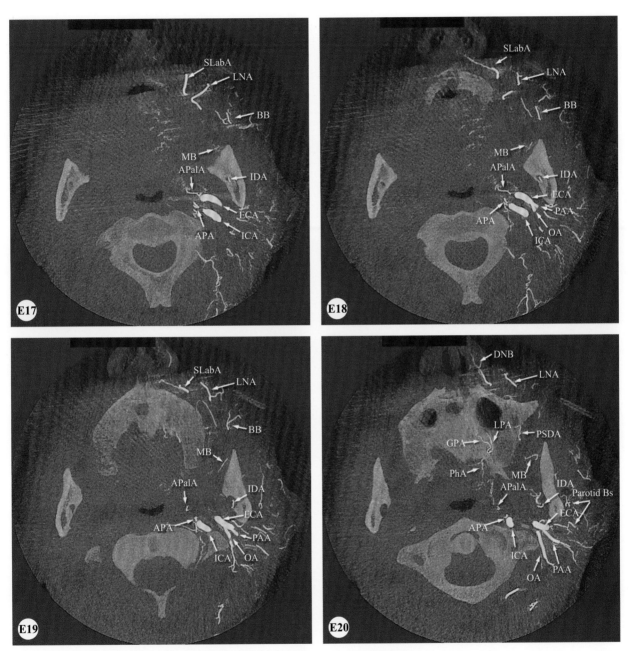

▲ 图 2-1（续） 颈内动脉近端严重狭窄病例中的颈外动脉近段分支血管造影解剖，**2D DSA** 的正位（**A**）和侧位（**B**）图像、**3D VR** 图像的侧视图（**C**），以及 **MPR** 图像的矢状位（**D**）和轴位（**E**）图像

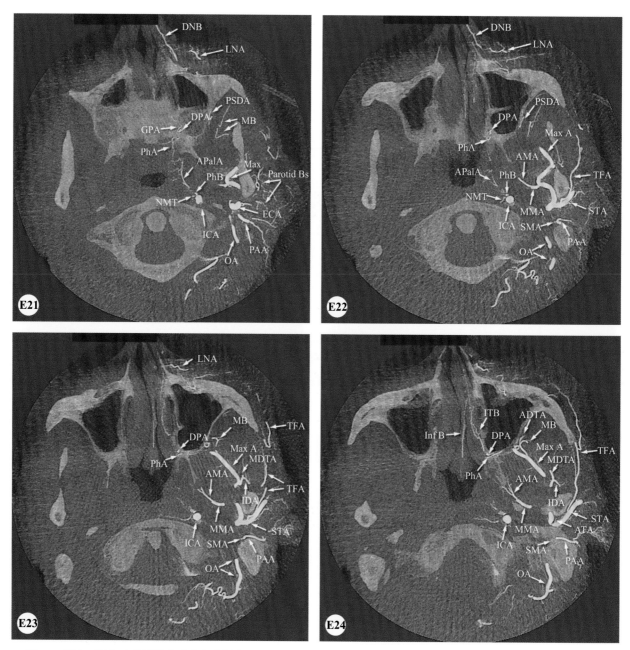

▲ 图 2-1（续）　颈内动脉近端严重狭窄病例中的颈外动脉近段分支血管造影解剖，**2D DSA** 的正位（**A**）和侧位（**B**）图像、**3D VR** 图像的侧视图（**C**），以及 **MPR** 图像的矢状位（**D**）和轴位（**E**）图像

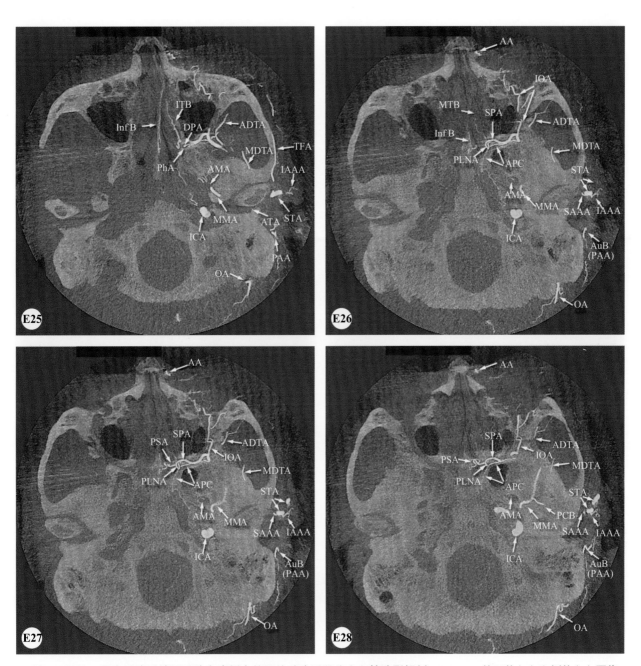

▲ 图 2-1（续）　颈内动脉近端严重狭窄病例中的颈外动脉近段分支血管造影解剖，**2D DSA** 的正位（**A**）和侧位（**B**）图像、**3D VR** 图像的侧视图（**C**），以及 **MPR** 图像的矢状位（**D**）和轴位（**E**）图像

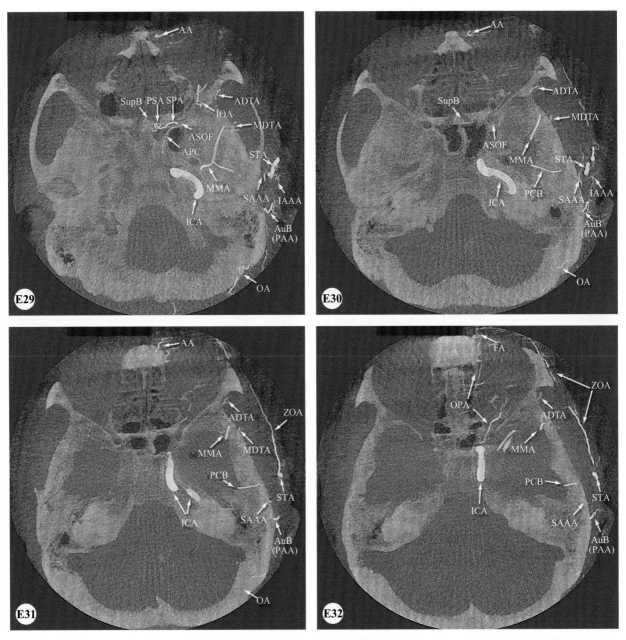

▲ 图 2-1（续）　颈内动脉近端严重狭窄病例中的颈外动脉近段分支血管造影解剖，**2D DSA** 的正位（**A**）和侧位（**B**）图像、**3D VR** 图像的侧视图（**C**），以及 **MPR** 图像的矢状位（**D**）和轴位（**E**）图像

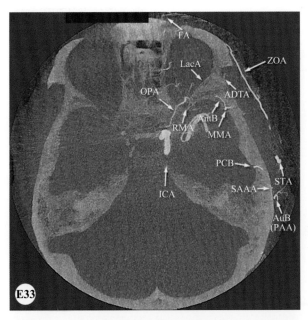

▲ 图 2-1（续）　颈内动脉近端严重狭窄病例中的颈外动脉近段分支血管造影解剖，**2D DSA** 的正位（**A**）和侧位（**B**）图像、**3D VR** 图像的侧视图（**C**），以及 **MPR** 图像的矢状位（**D**）和轴位（**E**）图像

二、舌动脉（图2-1和图2-2、图2-7和图2-8）

舌动脉（lingual artery）是 ECA 的第二分支，它在前内侧起源于面动脉起点正下方的 ECA。它供应同侧舌、颊和口腔黏膜。舌动脉和面动脉共同起源于腹侧咽动脉，这是第二主动脉弓腹侧部分的残余，因此，舌动脉通常与面动脉共干起源（图 2-2）。罕见情况下，舌 - 甲状腺上动脉或舌 - 面 - 甲状腺上动脉可共干起源（图 2-3）。

舌动脉向前上方延伸到舌骨的大角。它先向下转，然后向前转，形成舌下神经穿过的襻。它沿着舌骨大角水平向前延伸，深入舌骨肌，然后在发出舌下动脉后成为舌深动脉。

舌动脉分支包括以下几种（图 2-2、图 2-7和图 2-8）。

1. 咽支

舌动脉在近端部分发出咽支（pharyngeal branch）。咽支供应咽中缩肌和扁桃体，可能与腭升动脉和咽升动脉吻合。

2. 舌骨上支

舌骨上支（superior hyoidal branch）起源于舌动脉的下降部分，它沿着舌骨向前延伸，为邻近的肌肉供血。与对侧对应动脉和甲状腺上动脉吻合。

3. 舌背支

数条舌背支（dorsal lingual branch）起源于舌动脉的水平部分，该部分向上延伸以供应舌根、扁桃体和会厌。几条舌背支常起源于共同的主干。

4. 舌下动脉

舌下动脉（sublingual artery）起源于舌骨肌的前缘，在舌下区域的颏舌肌和下颌舌骨肌之间向前外侧延伸。25% 的病例起源于面动脉。它发出的分支供应舌下腺体、黏膜和口底肌肉、下颌下腺和下颌骨，然后分成下颌支和颏下支的 2 个终末分支。下颌支向前内侧走行，供应下颌骨内侧部分、口底黏膜和牙龈。与舌深动脉和下牙槽动脉吻合。颏下支向前延伸，供应舌骨上肌，与源于面部动脉的颏下动脉吻合。

5. 舌深动脉

舌深动脉（deep lingual artery）是舌动脉的终支，它发出无数的小分支供应舌头。这些分支大部分从舌深动脉向上发出，相互吻合，在舌黏膜下间隙形成动脉网。

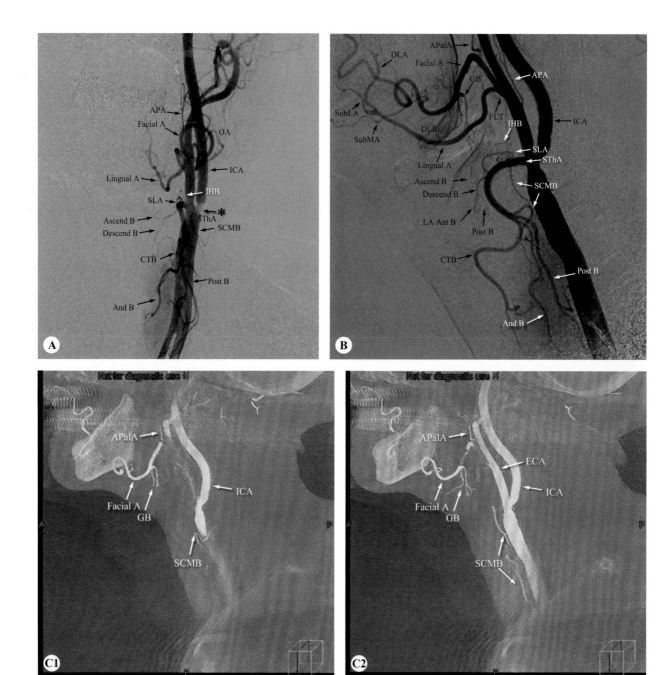

▲ 图 2-2　左侧颈内动脉狭窄病例中甲状腺上动脉和舌面动脉的血管造影解剖，左颈总动脉造影的正面（**A**）、侧面（**B**）视图和矢状面多平面重建图像（**C**），注意面动脉和舌动脉起源于一个共同的干（面 – 舌干，即 **FLT**）

APA. 咽升动脉；Facial A. 面动脉；OA. 枕动脉；ICA. 颈内动脉；Lingual A. 舌动脉；SThA. 甲状腺上动脉；IHB. 舌骨下支；SLA. 喉上动脉；SCMB. 胸锁乳突肌支；Ascend B. 上升支；Descend B. 下降支；CTB. 环甲支；Ant B. 前支；Post B. 后支；*. 颈内动脉狭窄；And B. （甲状腺上动脉）前支；APalA. 腭升动脉；DLA. 舌深动脉；SubLA. 舌下动脉；SubMA. 颏下动脉；DLBs. 舌背支；FLT. 面 – 舌干；GB. 腺体支；LA Ant B. 泪腺动脉前支；ECA. 颈外动脉；ANt B. （喉上动脉）前支；Hyoid bone. 舌骨

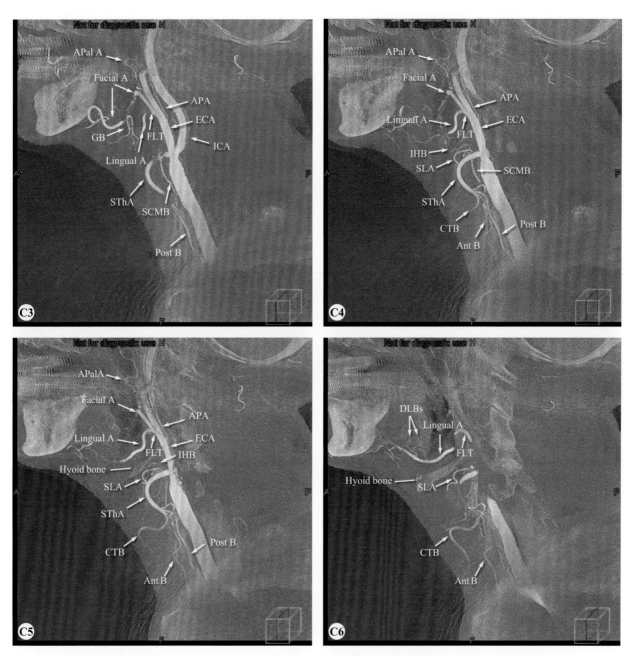

▲ 图 2-2（续）　左侧颈内动脉狭窄病例中甲状腺上动脉和舌面动脉的血管造影解剖，左颈总动脉造影的正面（**A**）、侧面（**B**）视图和矢状面多平面重建图像（**C**），注意面部和舌侧动脉起源于一个共同的干（面 - 舌干，即 **FLT**）

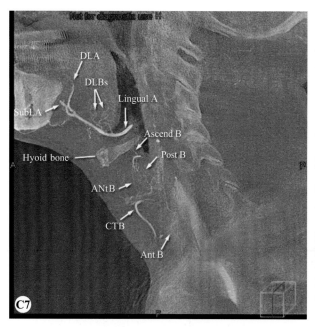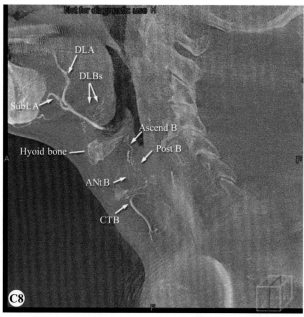

▲ 图 2-2（续） 左侧颈内动脉狭窄病例中甲状腺上动脉和舌面动脉的血管造影解剖，左颈总动脉造影的正面（**A**）、侧面（**B**）视图和矢状面多平面重建图像（**C**），注意面部和舌侧动脉起源于一个共同的干（面 – 舌干，即 **FLT**）

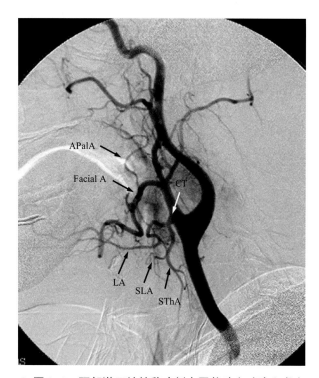

▲ 图 2-3 颈部淋巴结转移病例中甲状腺上动脉和喉上动脉起源的变异，左侧颈总动脉造影侧视图显示甲状腺上动脉（**SThA**）起源于舌动脉（**LA**）的共同干（**CT**），喉上动脉（**SLA**）起源于舌动脉

Facial A. 面动脉；APalA. 腭升动脉

三、面动脉（图 2-1、图 2-8 至图 2-10）

面动脉（facial artery）起源于舌动脉起点稍上方的 ECA 前部，供应面部和下颌骨的肌皮组织及下颌下腺。常与舌动脉形成共干。它向前上方走行，然后转向下，形成凹弧，在咽旁间隙下降到达下颌下腺。然后，它向前外侧穿过下颌下腺的深层表面。在发出颏下动脉后，它穿过咬肌前面的下颌骨向前上方延伸，并向肌肉、下巴、嘴唇和面部发出分支。在半数病例中，面部动脉终止于鼻翼水平，并分出上唇动脉和（或）鼻翼动脉。在剩下的一半病例中，它成为眼角动脉，在鼻唇沟向上延伸，到达眼角。

面动脉的分支包括以下几种。

1. 腭升动脉

腭升动脉（ascending palatine artery）由面动脉凸起段的最上部向上发出。它可能从 ECA、咽升动脉或舌动脉独立发出（图 2-8 和图 4-1）。它

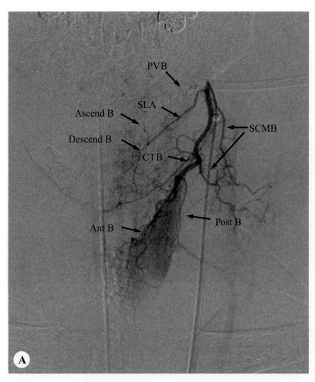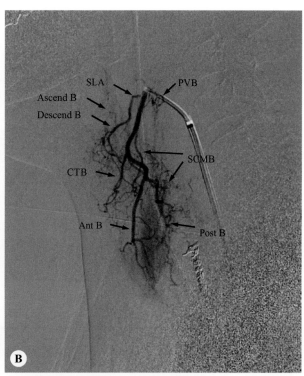

▲ 图 2-4　甲状腺上动脉分支，左侧甲状腺上动脉选择性血管造影术的正面视图（A）和侧面视图（B），可见环甲支跨过中线与对侧对应血管吻合

PVB. 椎体前支；SLA. 喉上动脉；SCMB. 胸锁乳突肌支；Ascend B. 上升支；Descend B. 下降支；CTB. 环甲支；Ant B. 前支；Post B. 后支

在茎突舌肌和茎突咽肌之间向上延伸，发出分支至扁桃体（图 2-9）。它到达软腭，然后向前走行以供应软腭或向上走行以供应咽鼓管[4-5]。与咽升动脉咽支或腭支、腭降动脉、脑膜副动脉及其对侧对应动脉吻合（图 2-11）。扁桃体切除术中腭升动脉的损伤会导致大出血。

2. 扁桃体支

扁桃体支（tonsillar branch）起源于面动脉的近端降支，在翼内肌和茎突舌肌之间上行。它向前内侧延伸以供应腭扁桃体和舌根。它受损伤可能是扁桃体切除术后出血的主要来源。

3. 腺体支

腺体支（glandular branch）包括大腺支和小腺支。大腺支起源于面动脉的下颌下段，小腺支起源于面动脉或颏下动脉的颈外段。这些分支供应下颌下腺、邻近淋巴结和邻近肌肉。

4. 颏下动脉

颏下动脉（submental artery）是第三大分支，起源于面动脉的下颌下段。它在下颌舌骨肌上向前延伸，并向邻近的肌皮组织、下颌下腺和下颌骨发出分支（图 2-10）。它与舌动脉的颏下分支和颏孔处的下牙槽动脉吻合。

5. 咬肌支和颊肌支

在面动脉发出腺体支后从上发出数根咬肌支（masseter branch）和颊肌支（buccal branch）。咬肌支沿着咬肌的前表面延伸，为咬肌和邻近皮肤供血。它与面横动脉吻合。颊肌支供应颊黏膜，与起源于上颌动脉的颊动脉吻合。

6. 下唇动脉和上唇动脉

面动脉的面部段先发出下唇动脉（inferior labial artery），然后是上唇动脉（superior labial artery），都到达嘴唇。下唇动脉起源于口角下的

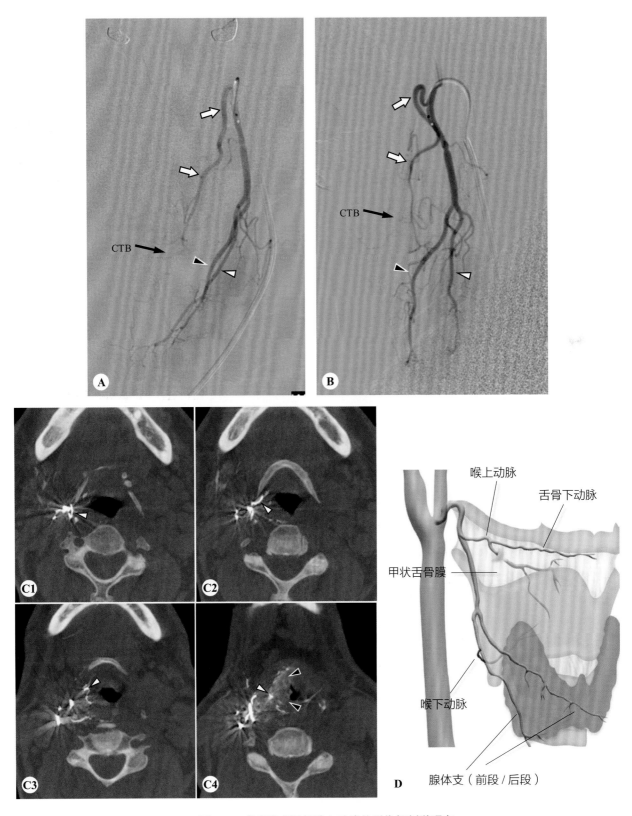

▲ 图 2-5　喉癌患者甲状腺上动脉的影像解剖学研究

A 和 B. 选择性左舌动脉造影的正面视图（A）和侧面视图（B），显示甲状腺上动脉的分支。喉上动脉（箭）起源于甲状腺上动脉近段，到达喉壁。前支（黑箭头）和后支（白箭头）是供应甲状腺的终末支。在这种情况下，发育良好的喉上动脉发出环甲支（CTB）。C. 甲状腺上动脉造影的轴位 MPR 图像显示喉上动脉（白箭头）起源于甲状腺上动脉，到达喉并穿透甲状腺舌骨膜。右声门癌（黑箭头）由喉上动脉供血。D. 示意图显示了甲状腺上动脉分支的起源和走行

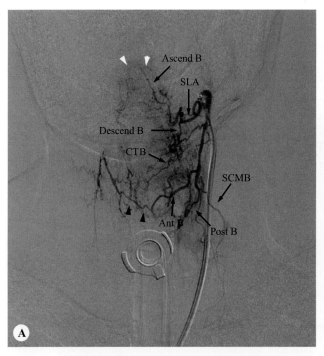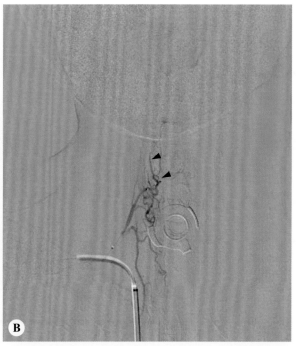

▲ 图 2-6　**放射性损伤致右侧甲状腺上动脉闭塞病例中甲状腺上动脉对侧（A）和头尾侧（B）吻合。A. 右侧甲状腺上动脉的甲状腺分支通过前支（Ant B）之间的吻合。右喉上动脉（SLA）也通过升支（Ascend B）之间的吻合（白箭头）获得供血**

Descend B. 降支；CTB. 环甲支；Post B. 后支；SCMB. 胸锁乳突肌支

面动脉，它沿着下唇边缘走行。上唇动脉沿上唇边缘走行。两条动脉供应唇腺、黏膜和邻近的肌肉，并在中线与对侧的对应部分吻合。下唇动脉与下牙槽动脉有潜在吻合。上唇动脉向鼻中隔和鼻翼发出细小的分支。下唇动脉和上唇动脉偶尔共干起源。

7. 鼻外侧动脉

发出上唇动脉后，面动脉成为鼻外侧动脉（lateral nasal artery），沿鼻侧向上走行，终止为眼角动脉。面动脉的分支在这个区域有一些变异。面动脉偶尔终止于鼻外侧动脉（约 12%）。25%的病例面动脉终止于眼角动脉，鼻外侧动脉起源于上唇动脉[6]。鼻外侧动脉向鼻翼和鼻背发出分

支，与眼动脉的鼻背支吻合，穿过中线与对侧对应血管吻合。

8. 眼角动脉（图 2-10）

眼角动脉（angular artery）是面动脉的终末分支，沿鼻颧沟走行，发出供应眼睑的内侧睑动脉，并和来自泪腺动脉的外侧睑动脉形成动脉弓。它还向鼻上 1/3 和邻近的皮肤发出几个小分支。常起源于眼动脉（50% 以上），也可能起源于眶下动脉[7]。眼角动脉与眼动脉、对侧的眼角动脉、内侧与鼻外侧动脉、外侧与眶下动脉吻合。面动脉在其行程中向颏区、颊部和面部发出小分支，并通过这些分支与向这些区域供血的颈外动脉的其他分支吻合。

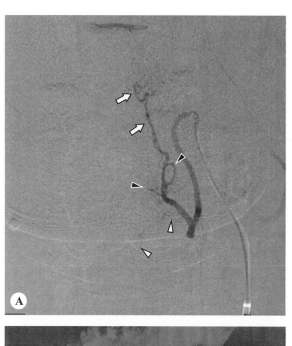
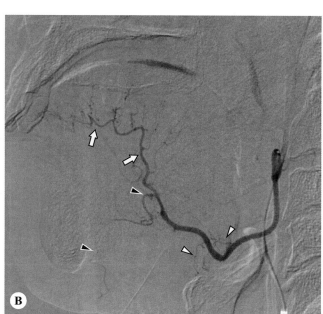
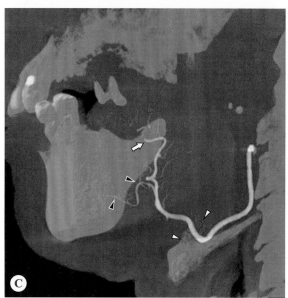

▲ 图 2-7 上颌肿瘤的舌动脉影像解剖

A 和 B. 选择性左舌动脉造影（A 为正面视图；B 为左侧视图）显示舌动脉的走向。该动脉起源于甲状腺上动脉的远段，向前内侧走行。舌动脉发出舌骨上降支（白箭头）和舌下动脉（黑箭头）。舌深动脉（箭）是舌动脉的末端分支，有许多供应舌头的小分支。C. 选择性舌动脉造影和锥形束 CT 融合图像的局部 MIP 矢状切面，此图清晰显示舌动脉发出舌骨上降支（白箭头）、舌下动脉（黑箭头）和舌深动脉（箭）

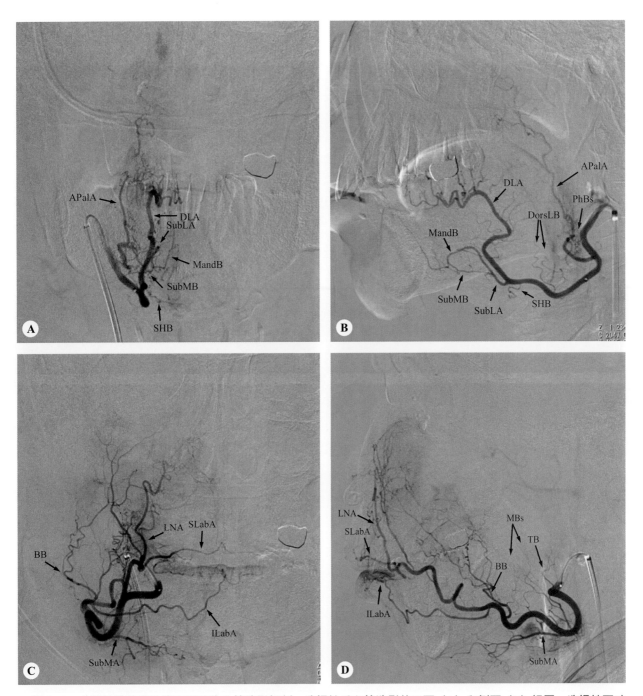

▲ 图 2-8　上颌肿瘤的舌动脉和面动脉血管造影解剖，选择性舌血管造影的正面（A）和侧面（B）视图，选择性面动脉血管造影术的正面（C）和侧面（D）视图，面动脉选择性 3D 血管造影的轴位（E）和矢状位（F）多平面重建图像，注意腭升动脉起源于舌动脉近端，这是不常见的起源

APalA. 腭升动脉；PhBs. 咽支；DorsLB. 舌背支；SHB. 舌骨上支；SubLA. 舌下动脉；MandB. 下颌支；SubMB. 下颌下支；DLA. 舌深动脉；BB. 颊肌支；LNA. 鼻外侧动脉；SLabA. 上唇动脉；ILabA. 下唇动脉；SubMA. 颏下动脉；MB. 咬肌支；TB. 扁桃体支；GB. 腺体支；SLabAB. 上唇动脉分支

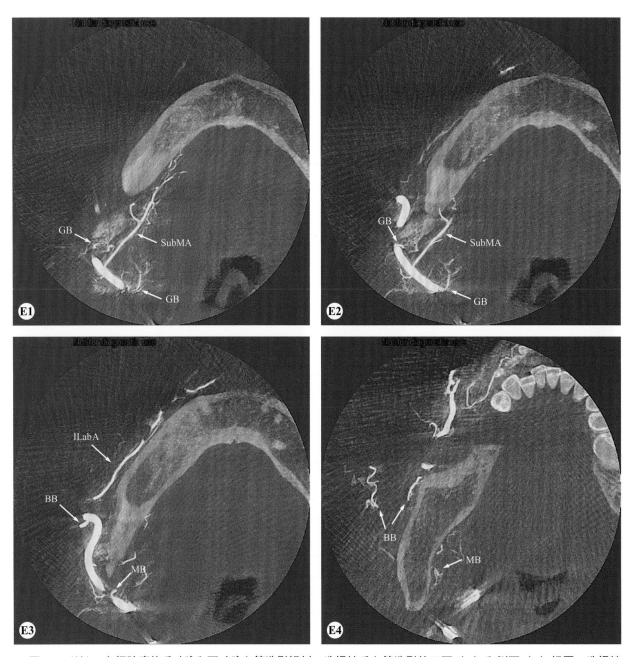

▲ 图 2-8（续） 上颌肿瘤的舌动脉和面动脉血管造影解剖，选择性舌血管造影的正面（A）和侧面（B）视图，选择性面动脉血管造影术的正面（C）和侧面（D）视图，面动脉选择性 3D 血管造影的轴位（E）和矢状位（F）多平面重建图像，注意腭升动脉起源于舌动脉近端，这是不常见的起源

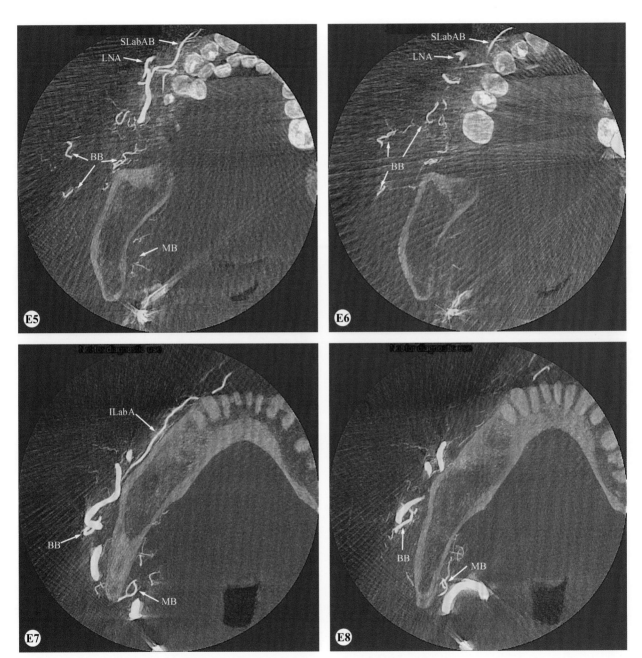

▲ 图 2-8（续） 上颌肿瘤的舌动脉和面动脉血管造影解剖，选择性舌血管造影的正面（A）和侧面（B）视图，选择性面动脉血管造影术的正面（C）和侧面（D）视图，面动脉选择性 3D 血管造影的轴位（E）和矢状位（F）多平面重建图像，注意腭升动脉起源于舌动脉近端，这是不常见的起源

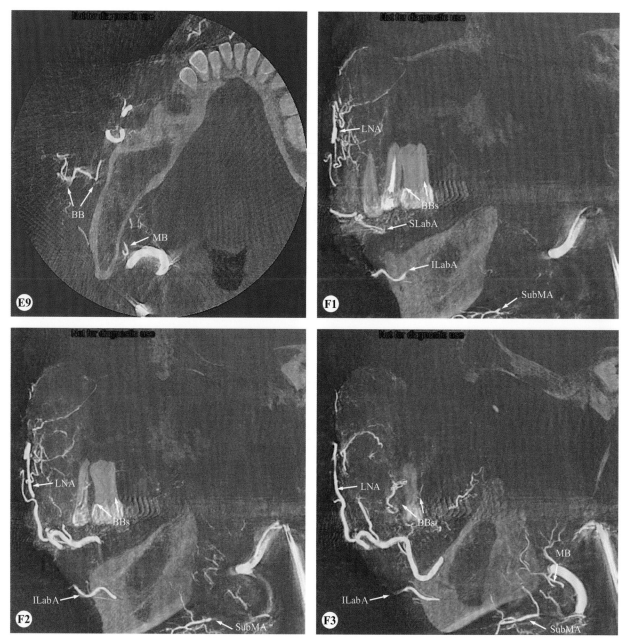

▲ 图 2-8（续） 上颌肿瘤的舌动脉和面动脉血管造影解剖，选择性舌血管造影的正面（A）和侧面（B）视图，选择性面动脉血管造影术的正面（C）和侧面（D）视图，面动脉选择性 3D 血管造影的轴位（E）和矢状位（F）多平面重建图像，注意腭升动脉起源于舌动脉近端，这是不常见的起源

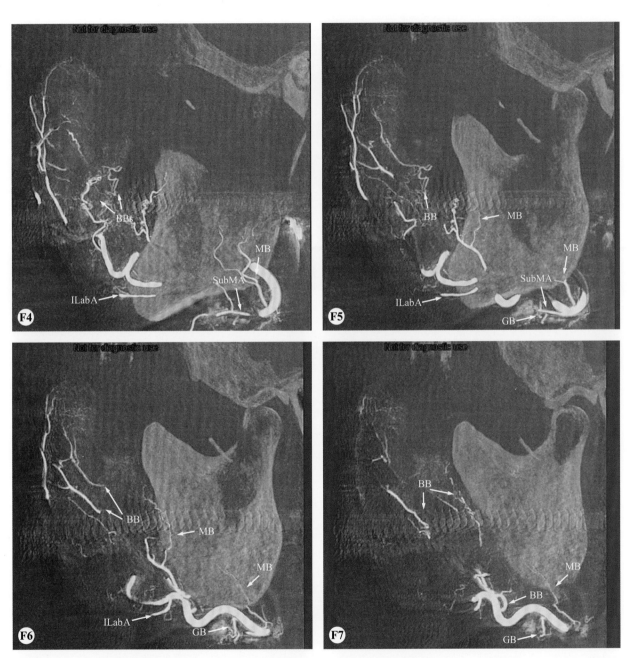

▲ 图 2-8（续）　上颌肿瘤的舌动脉和面动脉血管造影解剖，选择性舌血管造影的正面（**A**）和侧面（**B**）视图，选择性面动脉血管造影术的正面（**C**）和侧面（**D**）视图，面动脉选择性 **3D** 血管造影的轴位（**E**）和矢状位（**F**）多平面重建图像，注意腭升动脉起源于舌动脉近端，这是不常见的起源

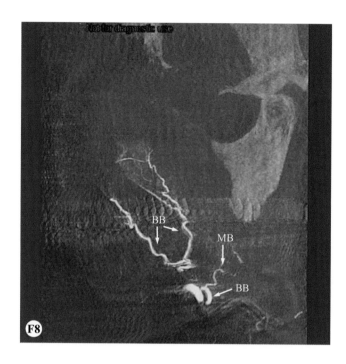

◀图2-8（续） 上颌肿瘤的舌动脉和面动脉血管造影解剖，选择性舌血管造影的正面（A）和侧面（B）视图，选择性面动脉血管造影术的正面（C）和侧面（D）视图，面动脉选择性3D血管造影的轴位（E）和矢状位（F）多平面重建图像，注意腭升动脉起源于舌动脉近端，这是不常见的起源

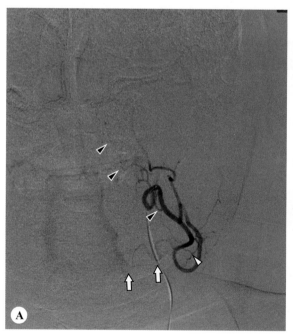

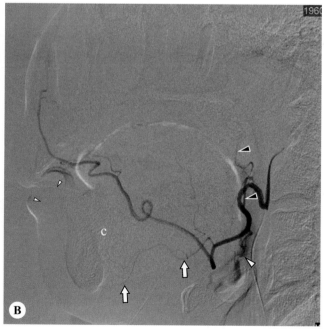

▲图2-9 上颌肿瘤的面动脉影像解剖

A和B. 选择性左侧面动脉造影（A为正面视图；B为左侧视图），显示面动脉的走向。该动脉起源于舌动脉起点上方的颈外动脉。它向前延伸，发出下颌下分支（白箭头）。注意腭升动脉（黑箭头）和颏下分支（箭）从面部动脉近端发出。朝前上方转向后，它走行至眼角，沿途给颊和唇部供血

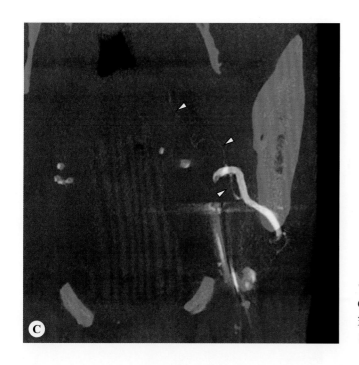

◀ 图 2-9（续）　**上颌肿瘤的面动脉影像解剖**
C. 选择性面动脉造影和锥形束 CT 融合图像的局部 MIP
冠状切面。此切面显示腭升动脉起源于面动脉近段，供应
口腔侧壁和软腭（箭）

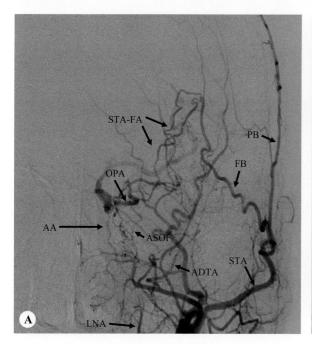

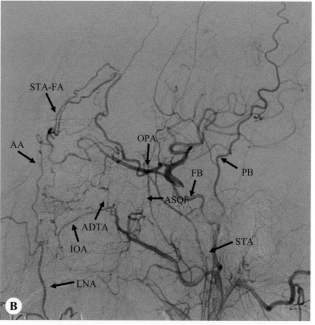

▲ 图 2-10　**左侧颈内动脉闭塞中的眶周动脉吻合，左颈总动脉造影术的正位（A）、侧位（B）和冠状多平面重建图像（C）**
面动脉上升成为鼻外侧动脉（LNA），然后是眼角动脉。眼角动脉在眼睑内侧走行并与眼动脉的终支（鼻背动脉）吻合。眼动
脉（OPA）经另一终支（额动脉，即 FA）与颞浅动脉额支（FB）吻合。颞深前动脉经眶侧壁与泪腺动脉（LacA）吻合。眶下
动脉在眶内与眼动脉的内侧肌支（MM）吻合，在眶周与颞浅动脉（STA）吻合。眶上裂动脉（ASOF）也与眼动脉在下方吻合。
PB. 颞浅动脉顶支；AA. 耳动脉；ADTA. 颞深前动脉；IOA. 眶下动脉；MMA. 脑膜中动脉

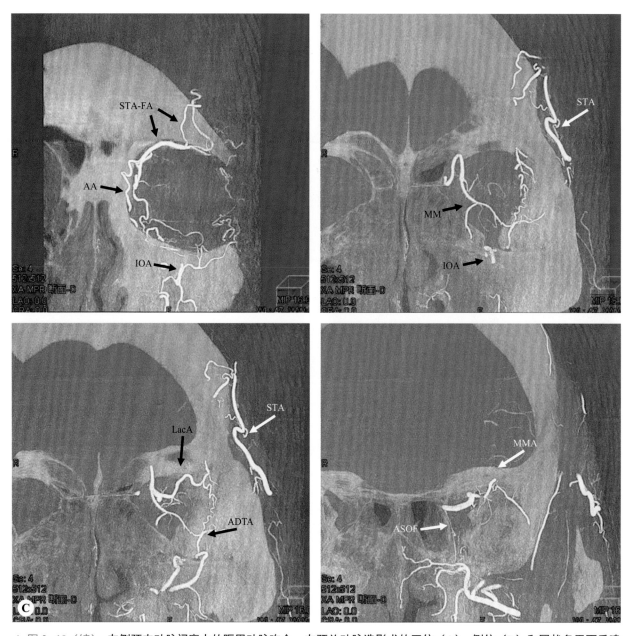

▲ 图 2-10（续） 左侧颈内动脉闭塞中的眶周动脉吻合，左颈总动脉造影术的正位（A）、侧位（B）和冠状多平面重建图像（C）

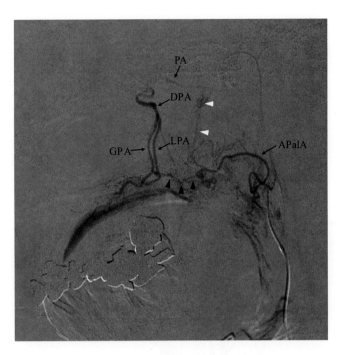

◀ 图 2-11　腭升动脉（APalA）选择性血管造影，腭升动脉与腭大动脉（GPA，箭）和咽动脉（PA，白箭头）吻合

LPA. 腭小动脉；DPA. 腭降动脉

参考文献

[1] Sanjeev IK, Anita H, Ashiwini M, Mahesh U, Rairam GB. Branching pattern of external carotid artery in human cadaver. J Clin Diagn Res. 2010;4:3128–33.

[2] Shintani S, Terakado N, Alcalde RE, et al. An anatomical study of the arteries for intraarterial chemotherapy of head and neck cancer. Int J Clin Oncol. 1999;4:327–30.

[3] Imanishi N, Kondo T, Kishi K, Aiso S. Angiographic study of the superior laryngeal artery. Okajimas Folia Anat Jpn. 2009;86:61–5.

[4] Cho JH, Kim JW, Park HW, Suh JD, Kim JK, Yoon JH. Arterial supply of the human soft palate. Surg Radiol Anat. 2017;39(7):731–4.

[5] Kashiwagi N, Nakanishi K, Kozuka T, et al. Vascular supply with angio-CT for superselective intra-arterial chemotherapy in advanced maxillary sinus cancer. Br J Radiol. 2010;83(986):171–8.

[6] Lombardo G, Tamburino S, Tracia L, Tarico MS, Perrotta RE. Lateral nasal artery perforator flaps: anatomic study and clinical applications. Arch Plast Surg. 2016;43:77–83.

[7] Hou D, Fang L, Zhao Z, Zhou C, Yang M. Angular vessels as a new vascular pedicle of an island nasal chondromucosal flap: anatomical study and clinical application. Exp Ther Med. 2013;5:751–6.

第3章 颈外动脉近端的后组（神经）分支

Posterior (Neural) Branches from the Proximal ECA

Hiro Kiyosue　Yuji Matsumaru　著

一、枕动脉和咽升动脉系统概述

脑动脉发育自鳃弓的原始颈动脉和源于节段动脉的纵向神经动脉（未来的椎基底动脉）。在胚胎期，纵向神经动脉由颈动脉 – 椎基底动脉吻合（与脊髓动脉系统中的节段动脉同源）供应。咽升动脉（ascending pharyngeal artery）和枕动脉（occipital artery）起源于原始舌下动脉和寰前动脉吻合到颈动脉 – 椎基底动脉的残留[1-2]。因此，这两条动脉发出供应颅神经的分支，它们与椎动脉系统有潜在的吻合（图 3–1）。脊柱相邻节段动脉通过椎旁支、硬膜外支和硬膜支进行纵向吻合。同样，咽升动脉与椎动脉的脑膜前动脉、颈内动脉的脑膜 – 垂体干（来源于原始三叉动脉的残留、颈动脉 – 椎基底动脉的吻合）通过斜坡支和颈动脉支吻合。由于咽升动脉和枕动脉的栓塞存在颅神经损伤或脑梗死的潜在风险，因此了解这两条动脉的影像学解剖对手术安全至关重要。

二、枕动脉

枕动脉（occipital artery）起源于 ECA 后上方，在咽升动脉起始处紧邻的正下方或上方（图 3–2A 至 C）。它偶尔与咽升动脉共干发出（图 3–2D），更少见的会起源于椎动脉、颈深动脉或耳后动脉。枕动脉从发出点向后上方走行至颞骨乳突附

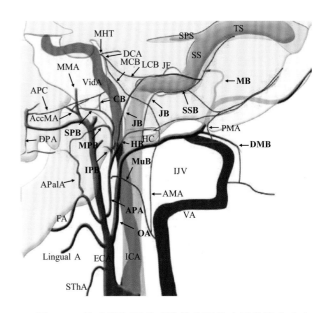

▲ 图 3–1　枕动脉和咽升动脉的主要分支及其潜在吻合的示意

APA. 咽升动脉；MuB. 肌支；IPB. 下咽支；MPB. 中咽支；SPB. 上咽支；CB. 颈动脉支；HB. 舌下支；HC. 舌下神经管；JF. 颈静脉孔；JB. 颈静脉孔支；MCB. 斜坡内侧支；LCB. 斜坡外侧支；DCA. 斜坡背动脉；MHT. 脑膜垂体干；FA. 面动脉；APalA. 腭升动脉；DPA. 腭降动脉；APC. 翼管动脉；VidA.Vidian 动脉；AccMA. 脑膜副动脉；MMA. 脑膜中动脉；SThA. 甲状腺上动脉；IJV. 颈内静脉；SS. 乙状窦；SPS. 岩上窦；TS. 横窦；DMB. 降支；PMA. 脑膜后动脉；MB. 乳突支；SSB. 乙状窦支；AMA. 脑膜副动脉；VA. 椎动脉；OA. 枕动脉；ECA. 颈外动脉；ICA. 颈内动脉；Lingual A. 舌动脉

近的枕动脉沟（第一段），然后水平走行到上项线（第二段），接着在枕区上升（第三段）（图 3–3 和图 3–4）[3]，主要供应肌皮组织和骨骼。

枕动脉分支（branch of the occipital artery）

包括以下几种。

1. 胸锁乳突肌支（图 2-1、图 3-3 和图 3-4）

胸锁乳突肌支（sternocleidomastoid branch）包括胸锁乳突肌上支和下支，均起始于枕动脉近端，分布胸锁乳突肌上 1/3 及邻近皮肤。胸锁乳突肌下支向前下方进入胸锁乳突肌，胸锁乳突肌上支与副神经伴行进入胸锁乳突肌深面。

2. 茎乳动脉

茎乳动脉（stylomastoid artery）起自枕动脉的第一段，垂直向上与面神经一起进入茎乳孔（图 3-5）。它进入鼓室，与鼓室上动脉（脑膜中动脉的岩骨支）吻合，形成面神经动脉弓（图 3-6）。它还可能与鼓室下动脉（咽升动脉的分支）、颈鼓室动脉（颈内动脉的分支）和弓状动脉（小脑前下动脉的分支）有潜在的吻合。它供应鼓窦、乳突气房、半规管和面神经[4]。它通常起源于耳后动脉（图 2-1）。

3. 颈静脉孔支（脑膜支）

颈静脉孔支（jugular branch）起始于枕动脉的第一段，沿颈内静脉向内上走行至颈静脉孔，进入后髁管（图 3-4 和图 3-7）。它供应颅后窝硬脑膜，也可供应第Ⅸ、第Ⅹ、第Ⅺ对颅神经。

4. 降肌支

降肌支（descending muscular branch）包括浅降支和深降支，均起于枕动脉第二段，向下走行，供应夹肌、硬脑膜和位于枕下海绵窦的颅神经（图 3-3 和图 3-4）。降肌支在 $C_1\sim C_2$ 椎体水平与椎动脉肌支吻合（图 3-8）。

5. 乳突支

数支乳突支（mastoid branch）从枕动脉的第二段发出，它们上行供应乳突和皮肤。最大的一支走行上方，然后转向前方，通过乳突孔入颅供应颅后窝硬膜（图 2-10 和图 3-1）。它分为降支、升支和后内侧支三个分支。降支沿乙状窦向颈静脉孔走行，与咽升动脉颈静脉支的脑膜支（乙状窦支）吻合。升支沿乙状窦后上方，与岩鳞支和

（或）脑膜中动脉后凸支吻合。它与小脑前下动脉弓状支也有潜在吻合。后内侧支走行于内侧下方，与舌下动脉的脑膜支、咽升动脉的颈静脉孔支、椎动脉的颈静脉孔支或脑膜后动脉吻合。

6. 小肌支和穿骨支

枕动脉发出肌支（muscular branch），供应颈后和枕部肌，包括二腹肌、茎突肌、夹肌和头长肌及邻近的皮肤和骨骼。这些分支与耳后动脉、颞浅动脉、颈深动脉、颈升动脉及对侧的肌支吻合。小骨支发自枕动脉远端，供应颞枕骨。部分穿透颅骨进入颅腔并与脑膜分支吻合。病理情况下，这些穿骨支（transosseous branch）通常供应硬脑膜动静脉瘘和脑膜瘤（图 3-3 和图 3-7）。

三、咽升动脉

咽升动脉（ascending pharyngeal artery）是由原始舌下动脉的残留（节段动脉起源）和第二主动脉弓的残留（鳃弓起源）形成的。如前所述，它通常起源于 ECA 近端枕动脉起始处正上方或下方的后内侧。然而，咽升动脉的来源是多种多样的。它可以起源于颈动脉分叉、颈内动脉，也可以和枕动脉或腭升动脉的共干起源（图 3-2 和图 3-9）。它平行于颈内动脉在其内侧上升，并发出细小的肌支。然后，它又分为两条主干：神经脑膜干和咽干。神经脑膜干向后上方走行，发出分支供应第Ⅸ～Ⅻ对颅神经和硬脑膜[5]。咽干向前上方走行，发出分支供应鼻咽、咽鼓管、口咽和软腭。这些分支的影像解剖对血管内栓塞非常重要，因为它们与多条颅内外动脉有重要的吻合，并给颅神经供血（图 3-10）。

咽升动脉的分支（branches of the ascending pharyngeal artery）包括以下几种。

1. 咽支（图 3-11 至图 3-13）

上、中、下三支咽支（pharyngeal branch）发自咽升动脉的咽干或主干。下咽支向前下方走

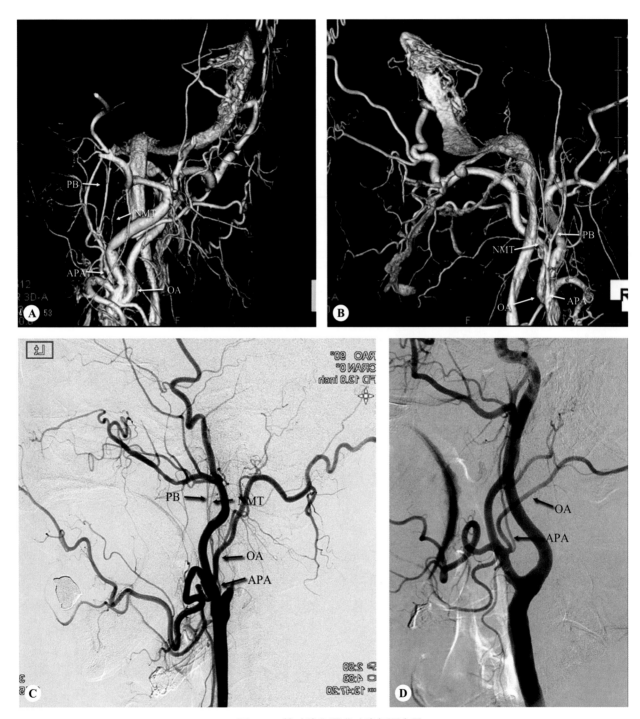

▲ 图 3-2　枕动脉和咽升动脉起源变异

A 和 B. 在一例横 - 乙状窦硬脑膜动静脉瘘中，枕动脉（OA）起源于咽升动脉（APA）正下方。PB. 颞浅动脉顶支；NMT. 神经脑膜干；C. 在一例颈内动脉闭塞中，枕动脉（OA）起源于咽升动脉（APA）的起点之上；D. 枕动脉与咽升动脉共干发出

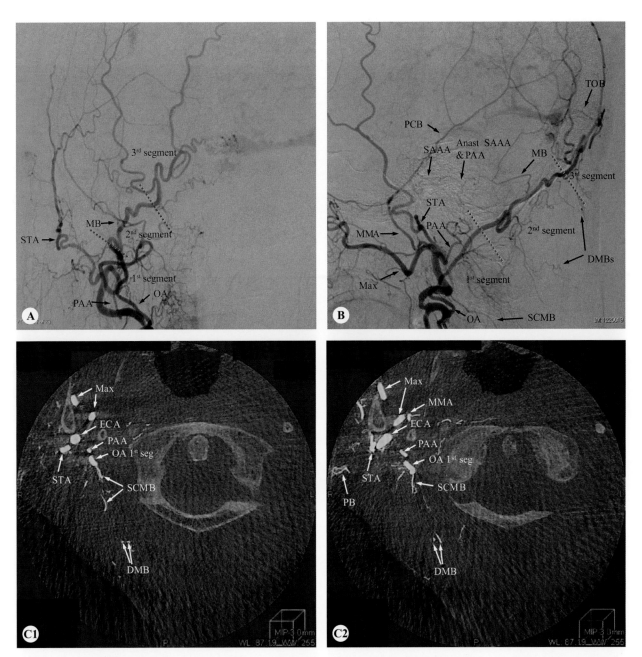

▲ 图 3-3　枕动脉及邻近动脉的血管造影解剖，横窦硬脑膜动静脉瘘的右侧颈外动脉正位（A）、侧位（B）及右侧颈外动脉 3D DSA 轴位图像

Max. 上颌动脉；ECA. 颈外动脉；PAA. 耳后动脉；OA. 枕动脉（1st segment. 第 1 段；2nd segment. 第 2 段；3rd segment. 第 3 段）；STA. 颞浅动脉；SCMB. 来自枕动脉的胸锁乳突肌支；DMB. 来自枕动脉的下行肌支；PB. 腮腺支；TFA. 面横动脉；MMA. 脑膜中动脉；AMA. 脑膜副动脉；ATA. 鼓室前动脉；SMA. 来自耳后动脉的茎乳动脉；Anast PAA & SAAA. 耳后动脉与耳前上动脉吻合；SSB. 乙状窦支，延续为枕动脉乳突支；TOB. 穿骨支；MB. 乳突支；PCB. 后凸面支；Pinna B. 供应耳郭的耳支；TSB. 横窦支；dAVF. 硬脑膜动静脉瘘

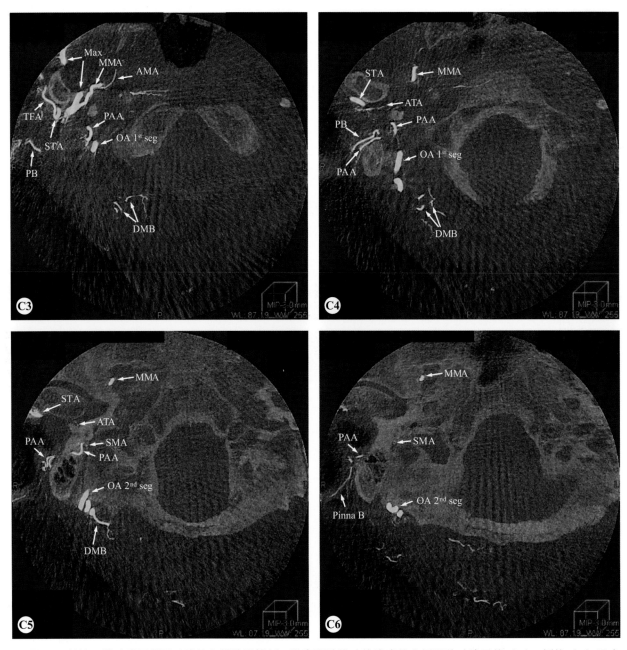

▲ 图 3-3（续）　枕动脉及邻近动脉的血管造影解剖，横窦硬脑膜动静脉瘘的右侧颈外动脉正位（**A**）、侧位（**B**）及右侧颈外动脉 **3D DSA** 轴位图像

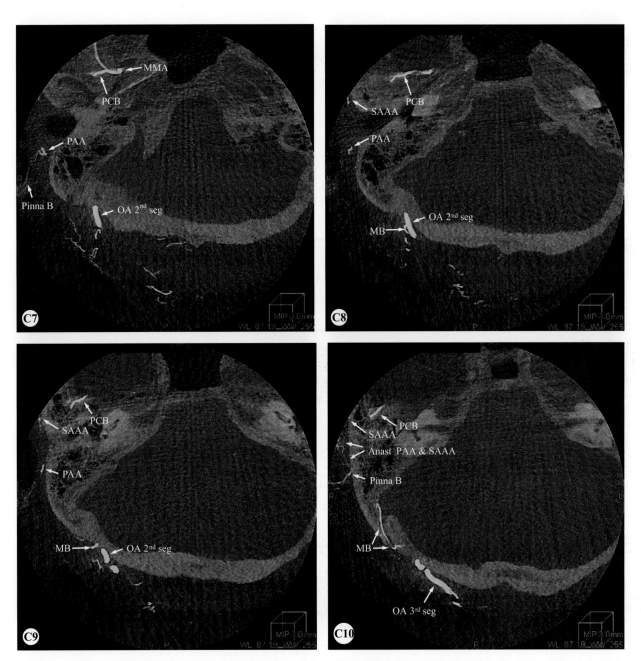

▲ 图 3-3（续） 枕动脉及邻近动脉的血管造影解剖，横窦硬脑膜动静脉瘘的右侧颈外动脉正位（**A**）、侧位（**B**）及右侧颈外动脉 3D DSA 轴位图像

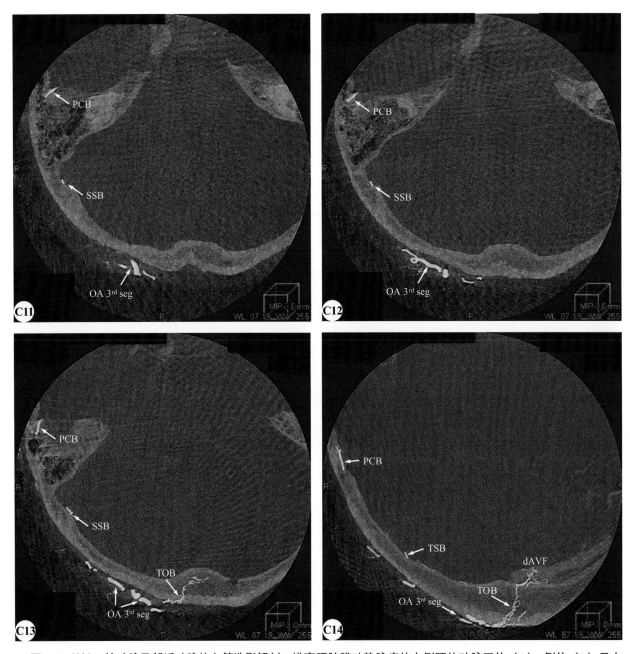

▲ 图 3-3（续） 枕动脉及邻近动脉的血管造影解剖，横窦硬脑膜动静脉瘘的右侧颈外动脉正位（A）、侧位（B）及右侧颈外动脉 3D DSA 轴位图像

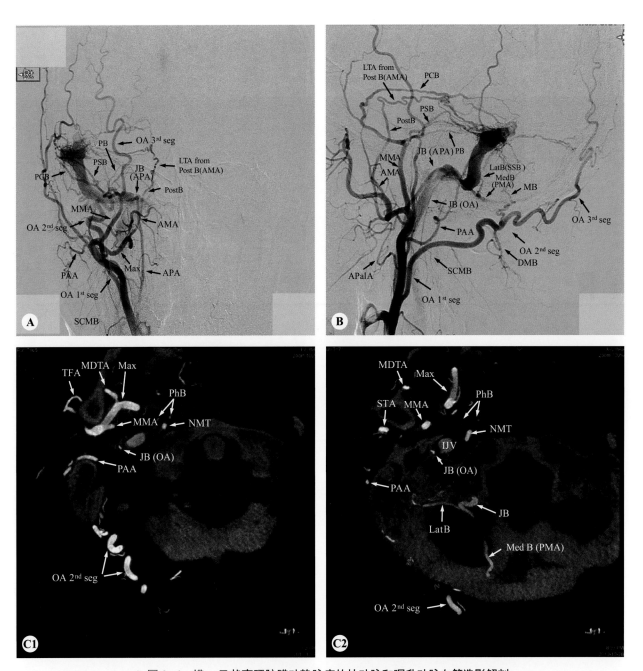

▲ 图 3-4　横 - 乙状窦硬脑膜动静脉瘘的枕动脉和咽升动脉血管造影解剖

A 至 E. 右侧颈外动脉造影正位（A）、侧位（B）、轴位（C）、冠状位（D）和矢状位（E）的 MPR 图像；F 和 G. 枕动脉选择性血管造影正位（F）和侧位（G）图像；H 和 I. 选择性咽升动脉造影正位（H）和侧位（I）图像。枕动脉（OA）和咽升动脉（APA）的颈静脉孔支（JB）清晰显示，注意上颌动脉（Max）第二段深部走行的额外解剖变异，脑膜副动脉（AMA）独立起自上颌动脉，小脑幕外侧动脉（LTA，即下外侧干的上支）起源于脑膜副动脉的后支。SCMB. 胸锁乳突肌分支；PAA. 耳后动脉；MMA. 脑膜中动脉；JB（APA）. 咽升动脉（颈静脉孔支）；PostB. 脑膜副动脉后支；PSB. 脑膜中动脉岩鳞支；PB. 脑膜中动脉岩骨支；PCB. 脑膜中动脉后支；LatB（SSB）. 外侧支（乙状窦支）；Med B（PMA）. 内侧支（脑膜后动脉）；MB（APA）. 乳突支（咽升动脉）；DMB. 降肌支；APalA. 腭升动脉；MDTA. 颞深中动脉；TFA. 面横动脉；PhB. 咽支；NMT. 神经脑膜干；STA. 颞浅动脉；IJV. 颈内静脉；JF. 颈静脉孔；HGB. 舌下神经管支；HGC. 舌下神经管；B. 颈静脉球；SS. 乙状窦；IDA. 下牙槽动脉

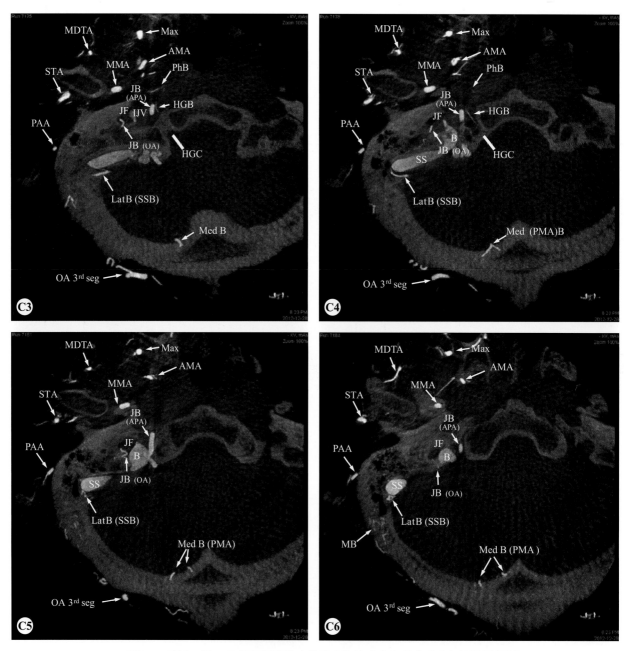

▲ 图3-4（续） 横 – 乙状窦硬脑膜动静脉瘘的枕动脉和咽升动脉血管造影解剖

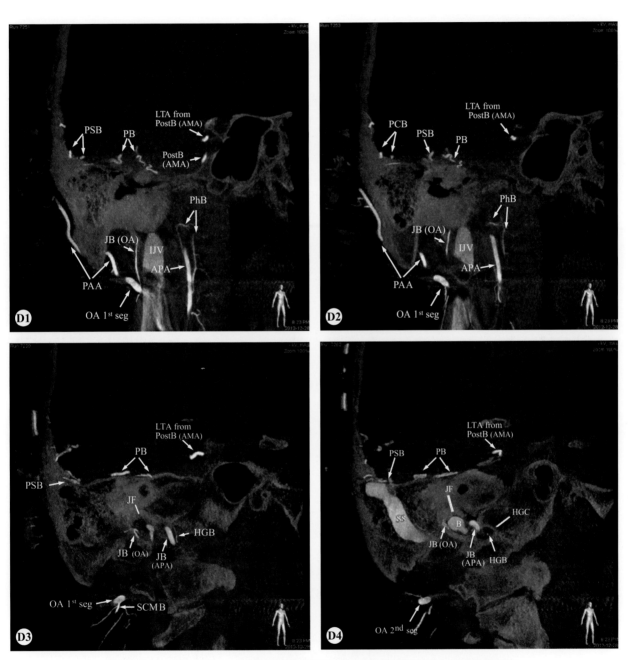

▲ 图 3-4（续）　横 - 乙状窦硬脑膜动静脉瘘的枕动脉和咽升动脉血管造影解剖

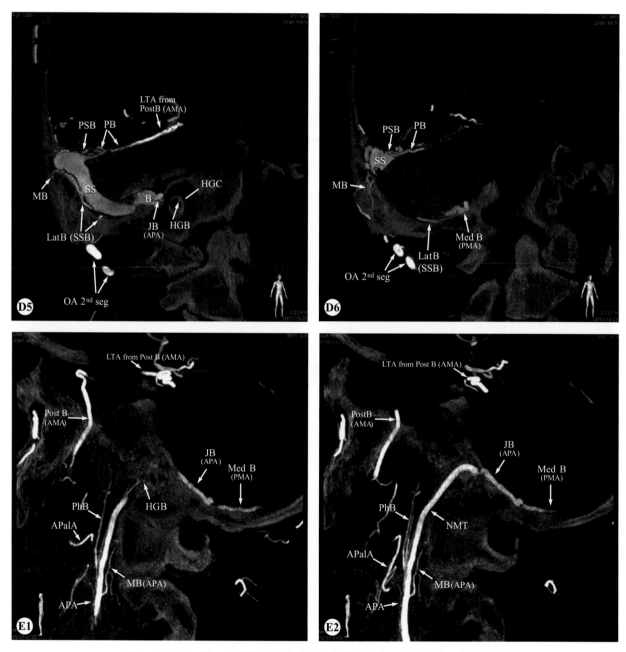

▲ 图 3-4（续） 横 - 乙状窦硬脑膜动静脉瘘的枕动脉和咽升动脉血管造影解剖

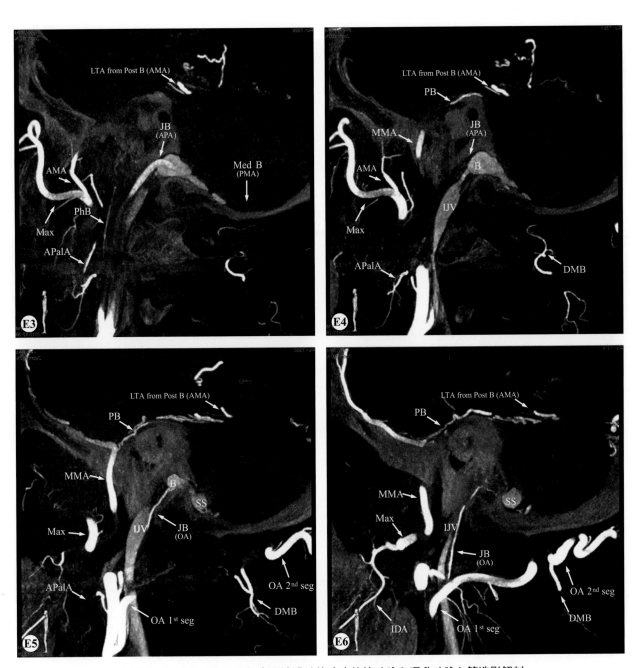

▲ 图 3-4（续）　横 - 乙状窦硬脑膜动静脉瘘的枕动脉和咽升动脉血管造影解剖

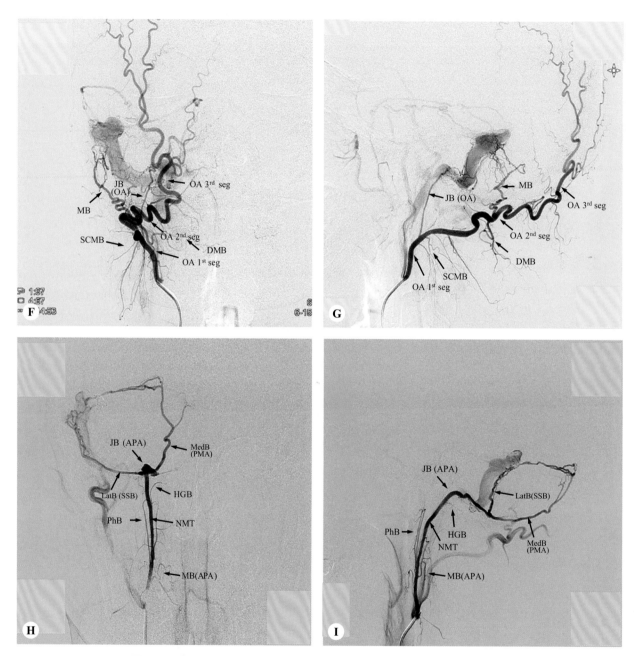

▲ 图 3-4（续） 横 – 乙状窦硬脑膜动静脉瘘的枕动脉和咽升动脉血管造影解剖

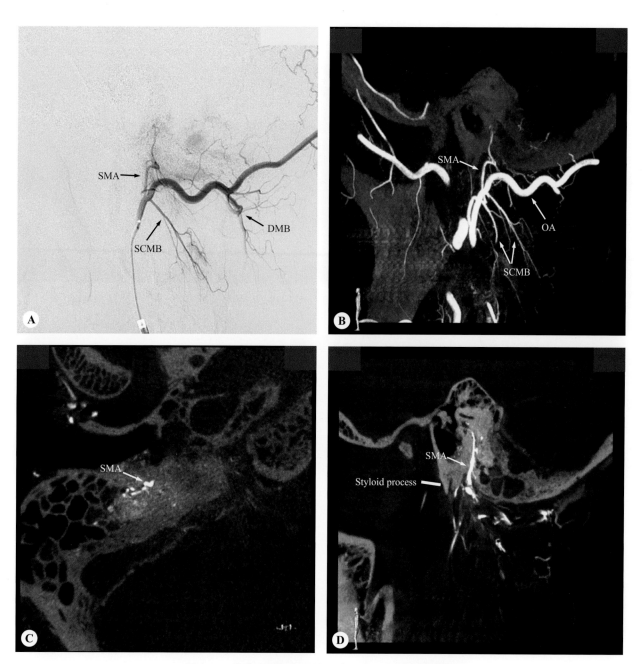

▲ 图 3-5　茎乳动脉起源于枕动脉（枕大孔区脑膜瘤病例）

A. 右枕动脉造影侧位图像；B. 右颈外动脉 3D 血管造影矢状面 MIR 图像；C 和 D. 锥形束 CT 轴位（C）和矢状位（D）图像。茎乳动脉起自枕动脉近端，向上通过茎乳孔进入面神经管。SMA. 来自耳后动脉的茎乳动脉；SCMB. 来自枕动脉的胸锁乳突肌支；DMB. 来自枕动脉的下行肌支；OA. 枕动脉；Styloid process. 茎突

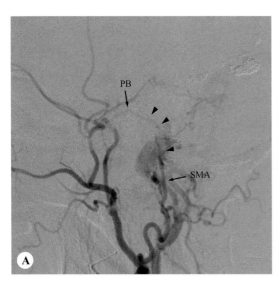
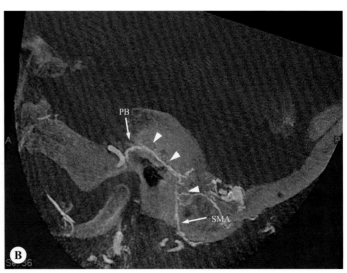

▲ 图 3-6　面神经弓，横窦硬脑膜动静脉瘘的右侧颈外动脉造影的侧位（A）和矢状位（B）的 MPR 图像

茎乳动脉（SMA）沿面神经向上走入面神经管，与脑膜中动脉岩骨支（PB）吻合，形成面神经弓

行，供应口咽，可与腭升动脉吻合。中咽支走行于前内侧，供应鼻咽和软腭。它与翼鞘管动脉（咽动脉）、脑膜副动脉和腭降动脉（上颌动脉的分支）有潜在吻合。上咽支向上走行，供应鼻咽和软板。上咽支与发自上颌动脉第三段的翼管动脉和发自颈内动脉的 Vidian 动脉吻合。咽鼓管支和颈动脉支起源于咽上动脉或咽干。咽鼓管分支供应咽鼓管和咽隐窝（Rosenmüller 窝）的黏膜下间隙。颈动脉支通过破裂孔入颅，沿颈内动脉走行。在海绵窦段与发自颈内动脉的裂孔返动脉吻合。它也有可能与颈内动脉的下外侧干吻合 [6]。了解咽支和颈内动脉之间的这些吻合是很重要的。

2. 鼓室下动脉（图 3-14）

鼓室下动脉（inferior tympanic artery）起自咽干、脑膜干或咽 - 脑膜干分叉处，上穿鼓室小管（Jacobson 管），进入鼓室。它供应副神经和面神经，与鼓室前动脉（上颌动脉的一个分支）、脑膜中动脉岩骨支、茎乳动脉和颈鼓室动脉吻合。颈鼓室动脉是源自胚胎期第二主动脉弓的背段，成年后为颈内动脉岩段的一条小分支。虽然颈鼓室动脉在血管造影上通常是看不见的，但鼓室下动脉和颈鼓室动脉之间良好的吻合可以形成一种罕见的颈内动脉解剖变异（图 3-15）[7]。

3. 脑膜支（图 3-4、图 3-11 至图 3-13、图 3-16）

神经脑膜干分为舌下神经管支和颈静脉孔支两大分支（图 3-4 和图 3-16）。舌下神经管支向内上方走行，在舌下神经管（前髁管）水平以直角向后转弯，通过该管进入颅腔。它供应舌下神经，

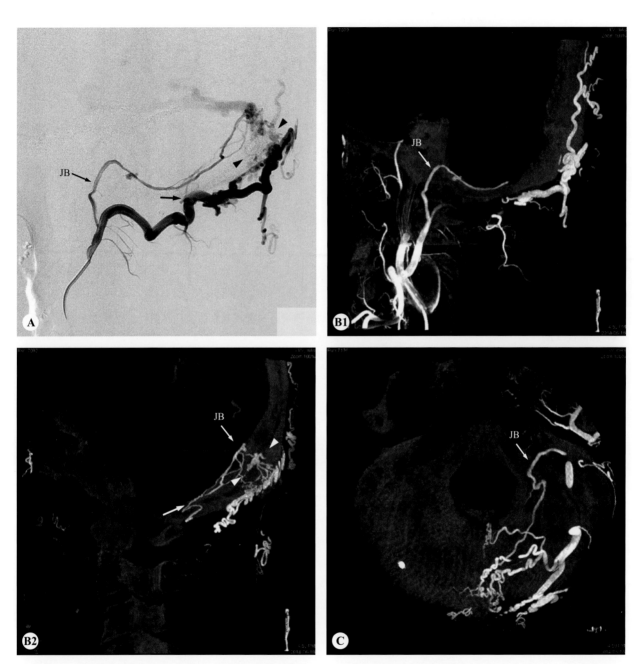

▲ 图 3-7　横窦硬脑膜动静脉瘘的左枕动脉造影侧位（A）、左颈外动脉 3D 血管造影的矢状位（B 和 C）和轴位（D）的 MPR 图像

增粗的颈静脉孔支（JB）起源于枕动脉近端上方，进入颈静脉孔。它向后转，进入颅后窝，在颅后窝表面向后走行，供应硬脑膜动静脉瘘。枕动脉远端的乳突支（箭）和穿骨支（箭头）与颈静脉支吻合，为动静脉瘘供血

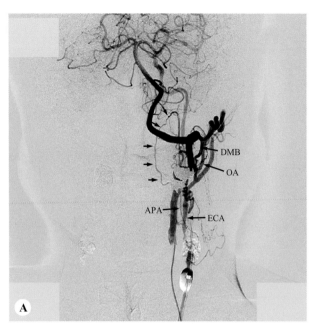
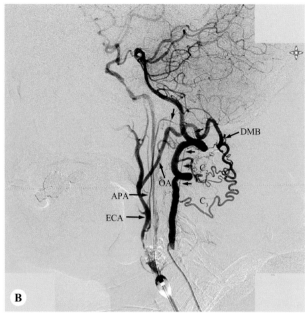

▲ 图 3-8　椎动脉和枕动脉之间通过肌支吻合，左侧颈内动脉狭窄经球囊闭塞左颈总动脉后行左侧椎动脉造影的正位（A）和侧位（B）

枕动脉（OA）降肌支（DMB）与椎动脉（VA）的 C_2、C_3 节段动脉（C_2、C_3）肌支吻合，椎动脉与左侧咽升动脉（APA）在齿状突周围形成吻合（脑膜前动脉-舌下支降支，箭）吻合

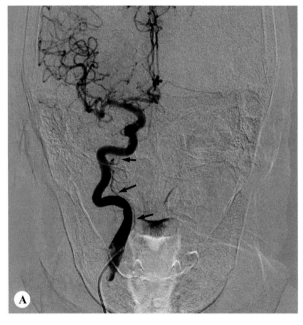
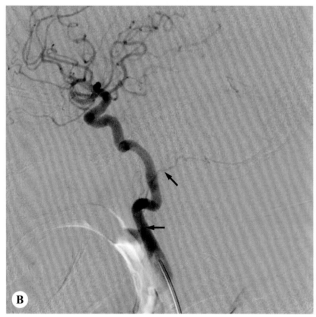

▲ 图 3-9　横窦硬脑膜动静脉瘘的咽升动脉（箭）来自颈内动脉，右侧颈内动脉造影的正位（A）和侧位（B）图像

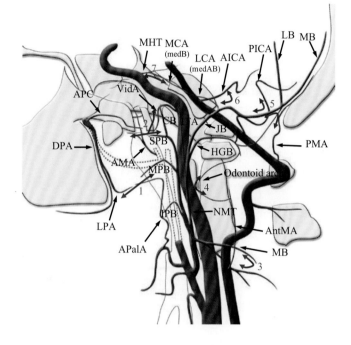

◀ 图 3–10　咽升动脉及其各处吻合的示意

1 为咽中吻合，中咽支（MPB）和（或）下咽支（IPB）与腭升动脉（APalA）和腭小动脉（LPA）吻合；2 为上咽支吻合，上咽支（SPB）或颈动脉支（CB）与来自颈内动脉的 Vidian 动脉（VidA）、翼管动脉（APC）、脑膜副动脉（AMA）吻合；3 为肌肉吻合，肌支（MB）与椎动脉肌支的吻合；4 为齿状突周围吻合，舌下支的降支（齿状弓）与椎动脉的脑膜前支（AntMA）吻合；5 为脑膜后吻合，颈静脉孔支（JB）的内侧支或舌下支（HB）的后支与椎动脉的脑膜后动脉（PMA）和（或）小脑后下动脉（PICA）吻合；6 为岩后吻合，颈静脉孔支和小脑前下动脉（AICA）的硬脑膜支吻合；7 为斜坡吻合，颈静脉孔支的内侧升支和舌下支的内侧支与脑膜垂体干（MHT）的内侧/外侧斜坡动脉（MCA/LCA）吻合。DPA. 腭降动脉；ITA. 鼓室下动脉；MB. 颈静脉孔支的内侧支；LB. 颈静脉孔支的外侧支；HGB. 舌下神经管支；NMT. 神经脑膜干；Odontoid arch. 齿状弓

并分为几条脑膜（硬膜外）支（neuromeningeal branch）。内侧支沿斜坡内侧上升，与颈内动脉的脑膜垂体干的斜坡内侧动脉吻合（图 3–11 至图 3–13、图 3–16）。降支向下走行，与双侧椎动脉的脑膜前动脉形成的齿状弓吻合[5, 8]（图 3–11 和图 3–12）。后支在颅后窝底向内下方走行（图 3–12 和图 3–16）。后支走行靠近小脑镰，被称为小脑镰动脉，更靠外侧走行的是脑膜后动脉。两者均可起源于椎动脉或小脑后下动脉，因此舌下神经管支可能与椎动脉和小脑后下动脉吻合。此外，舌下神经管支是原始舌下动脉的残留，因此小脑后下动脉可能直接起源于舌下神经管支。

颈静脉孔支向上、向后走行，通过颈静脉孔入颅。颈静脉孔为垂直方向，舌下神经管位于更内侧和水平方向。因此，血管造影显示舌下神经管支在正位上比颈静脉分支偏内侧，在侧位上则

更水平。颈静脉孔支供应舌咽、迷走和副神经，并发出脑膜支（neuromeningeal branch）。内侧升支沿岩下窦走行，与来自脑膜垂体干的斜坡外侧动脉吻合（图 3–4、图 3–11 和图 3–12）。乙状窦分支沿乙状窦和横窦向后走行，与脑膜中动脉（岩骨支、岩鳞支、后凸支）和枕动脉（乳突支）的脑膜支吻合。脑膜后动脉可从颈静脉孔支发出（图 3–4 和图 3–16）。有细小的升支供应内耳道周围的硬脑膜，它可能与小脑前下动脉有潜在的吻合（图 3–16）。

4. 肌支

小肌支起源于主干、咽支和脑膜支，它们供应椎前肌、椎旁肌和邻近的骨质。

如上所述，咽升动脉供应后组颅神经，并与椎基底动脉和颈内动脉有多条吻合（图 3–17 和图 3–18），因此，血管内栓塞时应特别注意。

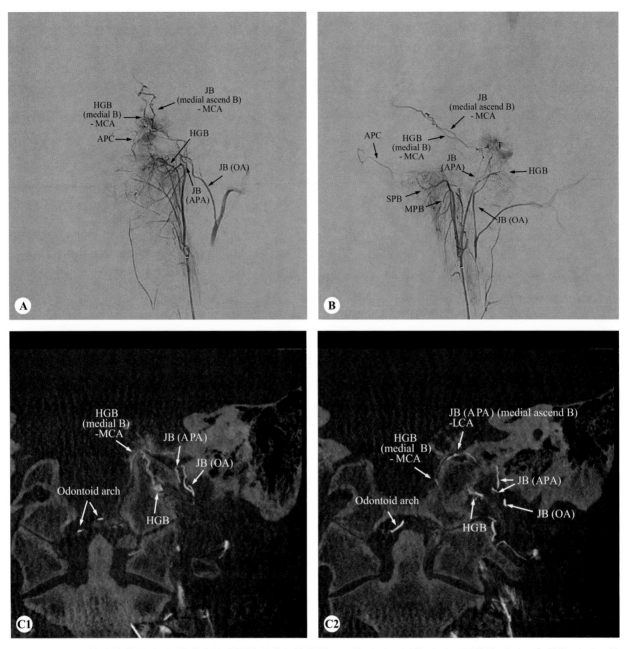

▲ 图 3-11　颈静脉结节区（T）脑膜瘤的选择性咽升血管造影，正位（A）、侧位（B）、冠状位（C）、矢状位（D）、轴位（E）的选择性咽升动脉造影

斜坡吻合包括舌下神经管支（HGB）的内侧支与斜坡内侧动脉（MCA）吻合，内侧升支与斜坡外侧动脉（LCA）吻合。枕动脉的颈静脉孔支（JB OA）通过与咽升动脉颈静脉孔支（JB APA）的潜在吻合而逆行显影。咽支供应咽后部、咽鼓管、椎前肌、椎体前部和斜坡。注意上咽支（SPB）与翼管动脉（APC）之间的咽上吻合。Odontoid arch. 齿状弓；MPB. 中咽支；JF. 颈静脉孔；PB. 咽支；NMT. 神经脑膜干；HGC. 舌下神经管；T. 颈静脉结节

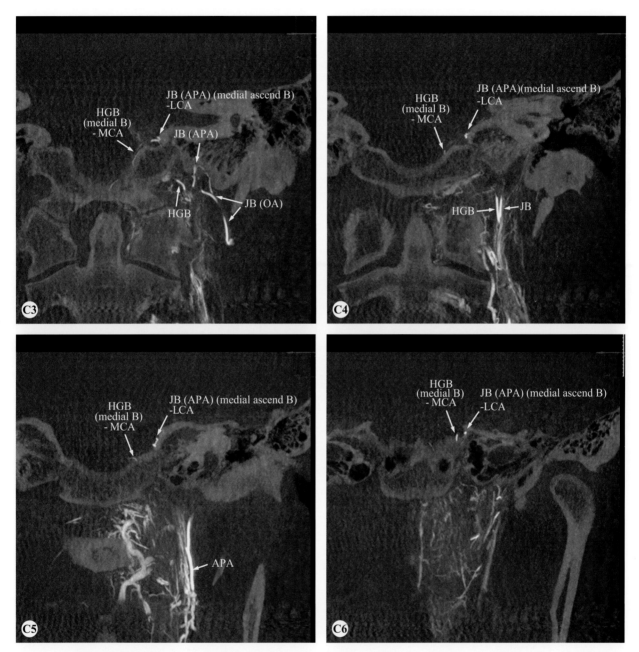

▲ 图 3-11（续）　颈静脉结节区（**T**）脑膜瘤的选择性咽升血管造影，正位（**A**）、侧位（**B**）、冠状位（**C**）、矢状位（**D**）、轴位（**E**）的选择性咽升动脉造影

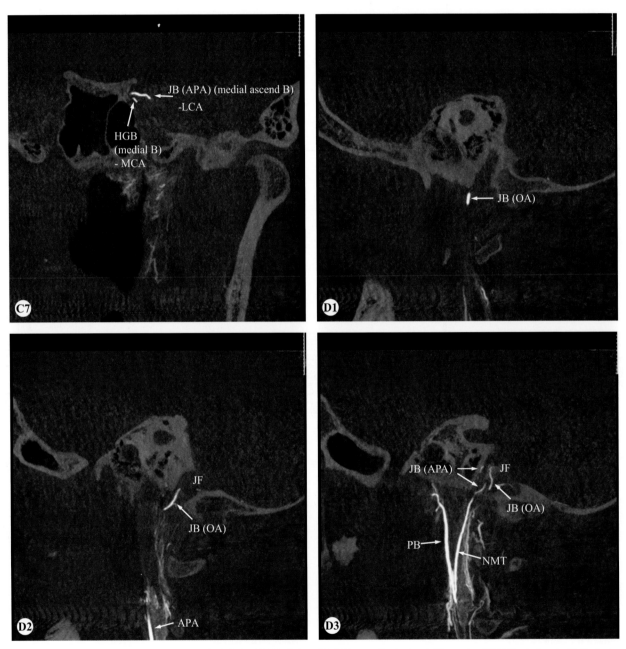

▲ 图 3-11（续） 颈静脉结节区（T）脑膜瘤的选择性咽升血管造影，正位（A）、侧位（B）、冠状位（C）、矢状位（D）、轴位（E）的选择性咽升动脉造影

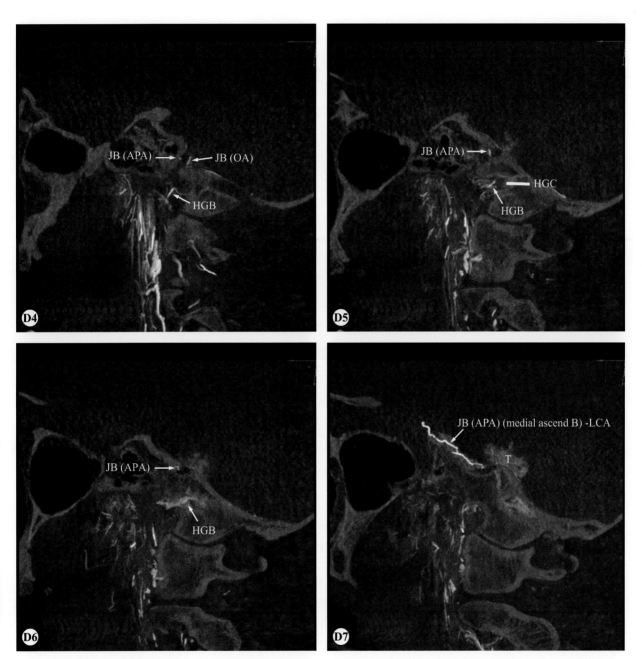

▲ 图 3-11（续）　颈静脉结节区（T）脑膜瘤的选择性咽升血管造影，正位（A）、侧位（B）、冠状位（C）、矢状位（D）、轴位（E）的选择性咽升动脉造影

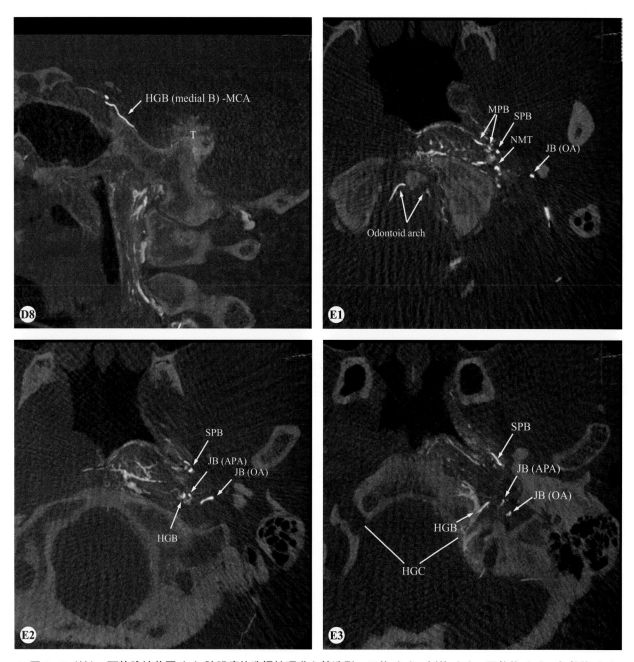

▲ 图 3-11（续） 颈静脉结节区（**T**）脑膜瘤的选择性咽升血管造影，正位（**A**）、侧位（**B**）、冠状位（**C**）、矢状位（**D**）、轴位（**E**）的选择性咽升动脉造影

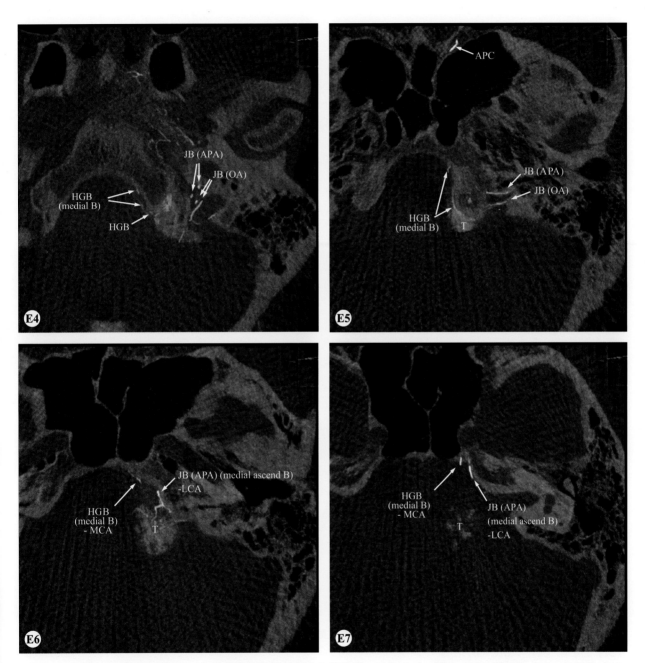

▲ 图 3-11（续）　颈静脉结节区（T）脑膜瘤的选择性咽升血管造影，正位（A）、侧位（B）、冠状位（C）、矢状位（D）、轴位（E）的选择性咽升动脉造影

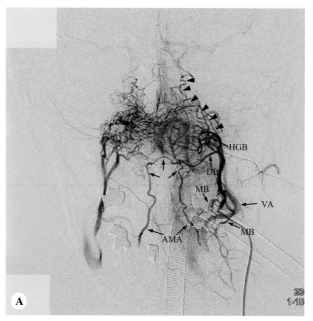

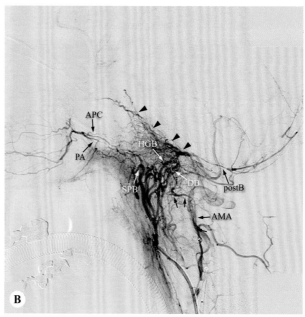

▲ 图 3-12　咽升动脉的咽支和舌下神经管支，右侧髁前汇硬脑膜动静脉瘘经静脉栓塞后即刻行左侧咽升动脉选择性血管造影的正位（A）和侧位（B）图像

许多咽支向内侧走行，与对侧吻合。上颌动脉远端（第三段）侧位因上咽支（SPB）与咽动脉（PA）、翼管动脉（APC）的吻合而显影。从舌下神经管支（HGB）降支（DB）发出的齿状弓（箭）在正位图上清晰显示。椎动脉（VA）也因齿状弓到脑膜前动脉（AMA）的吻合和肌支（MB）吻合而显影。内侧支从颈内动脉上升至与斜坡内侧动脉（箭头）吻合。后支（PostB）在颅后窝底向后延伸

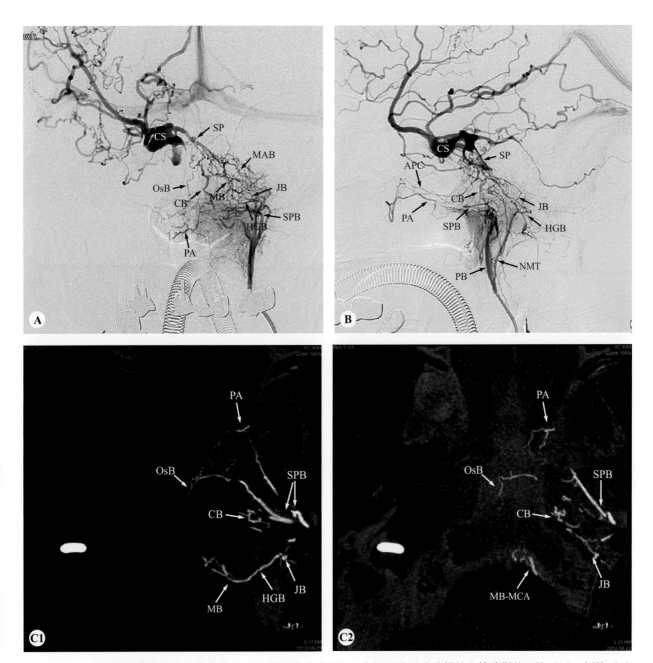

▲ 图 3–13 **右侧海绵窦硬脑膜动静脉瘘（CS）的咽升动脉咽支，左侧咽升动脉选择性血管造影的正位（A）、侧位（B）和轴位（C）的 MPR 图像**

来自咽升动脉咽支和脑膜支的多支供血动脉汇合在右侧海绵窦内侧的瘘点（SP）。主要供血动脉包括内侧斜坡动脉（MCA）–舌下神经管支（HGB）的内侧支（MB）、斜坡外侧支（LCA）– 颈静脉孔支（JB）的内侧升支（MAB）、上咽支（SPB）的颈动脉支（CB）和骨支（OsB）。多条从咽支穿过蝶骨的其他穿骨供血动脉也被标注了。PA. 咽动脉；APC. 翼管动脉；PB. 脑膜中动脉岩骨支；NMT. 神经脑膜干

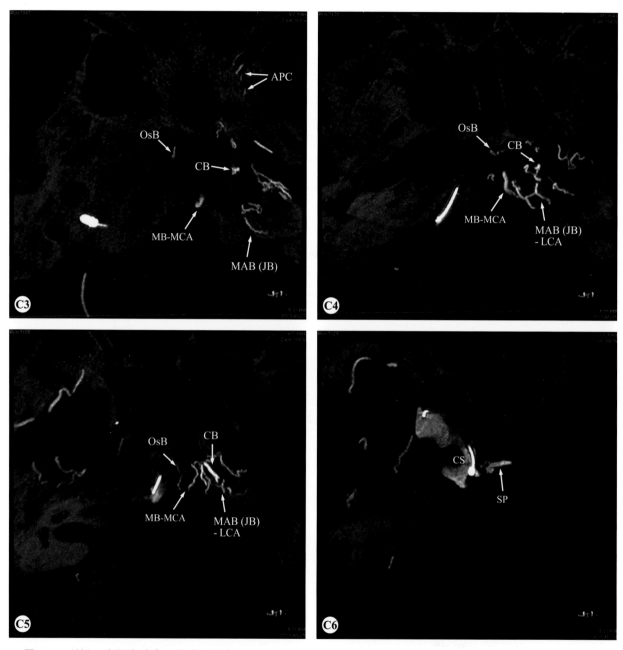

▲ 图 3-13（续）　右侧海绵窦硬脑膜动静脉瘘的咽升动脉咽支，左侧咽升动脉选择性血管造影的正位（**A**）、侧位（**B**）和轴位（**C**）的 **MPR** 图像

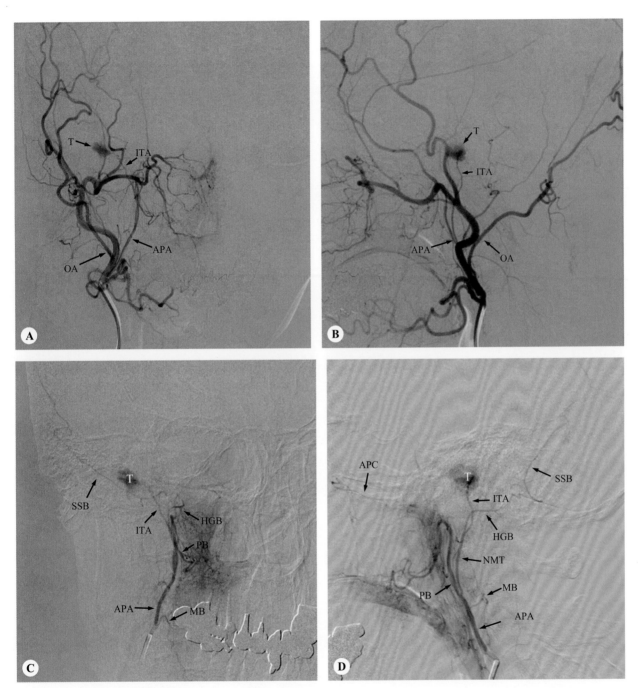

▲ 图 3-14　鼓室球瘤患者的鼓室下动脉，右侧颈外动脉造影的正位（A）和侧位（B）图像，选择性咽升动脉的正位（C）、侧位（D）、轴位（E）、冠状位（F）和矢状位（G）的 MPR 图像

鼓室下动脉（ITA）起于神经脑膜干（NMT）上方，在颈动脉管和颈静脉孔（Jacobson 管）之间进入鼓室供应肿瘤（T）。咽升动脉（APA）起源于枕动脉（OA）正上方的颈外动脉。PB. 咽支；MB. 肌支；HGB. 舌下神经管支；SSB. 乙状窦支；APC. 翼管动脉；IPB. 下咽支；MPB. 中咽支；SPB. 上咽支；JF. 颈静脉孔；CC. 颈动脉管

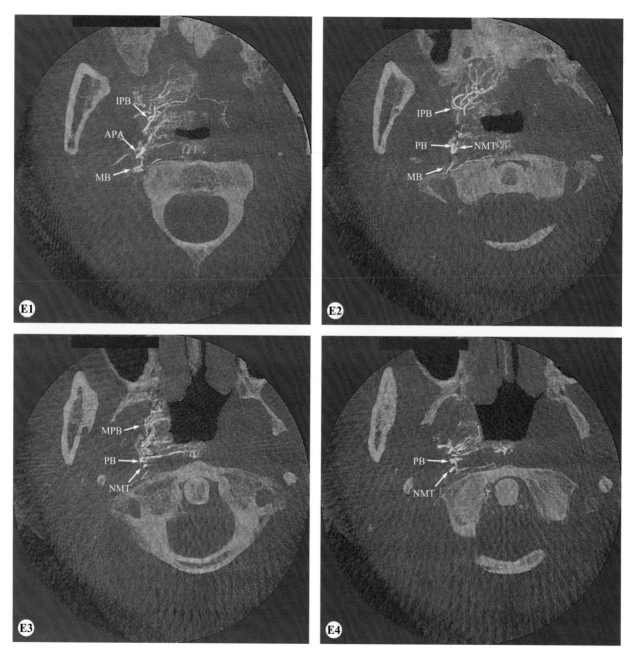

▲ 图 3-14（续） 鼓室球瘤患者的鼓室下动脉，右侧颈外动脉造影的正位（A）和侧位（B）图像，选择性咽升动脉的正位（C）、侧位（D）、轴位（E）、冠状位（F）和矢状位（G）的 MPR 图像

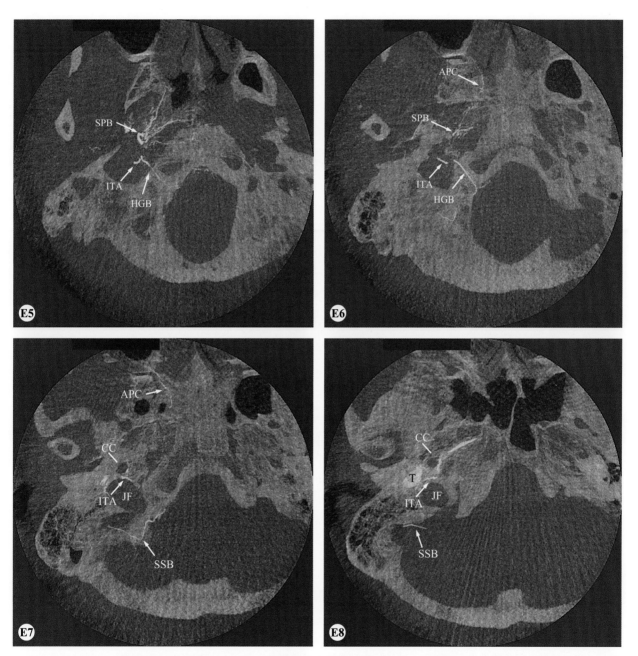

▲ 图 3-14（续）　鼓室球瘤患者的鼓室下动脉，右侧颈外动脉造影的正位（A）和侧位（B）图像，选择性咽升动脉的正位（C）、侧位（D）、轴位（E）、冠状位（F）和矢状位（G）的 MPR 图像

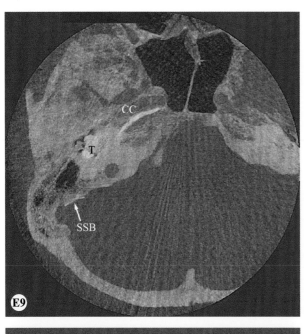

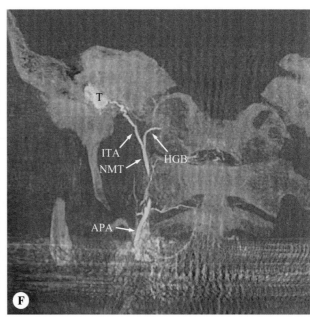

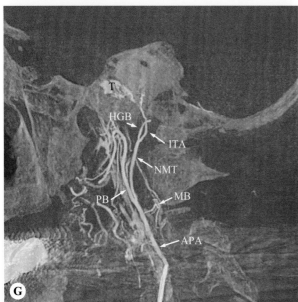

▲ 图 3–14（续）　鼓室球瘤患者的鼓室下动脉，右侧颈外动脉造影的正位（A）和侧位（B）图像，选择性咽升动脉的正位（C）、侧位（D）、轴位（E）、冠状位（F）和矢状位（G）的 MPR 图像

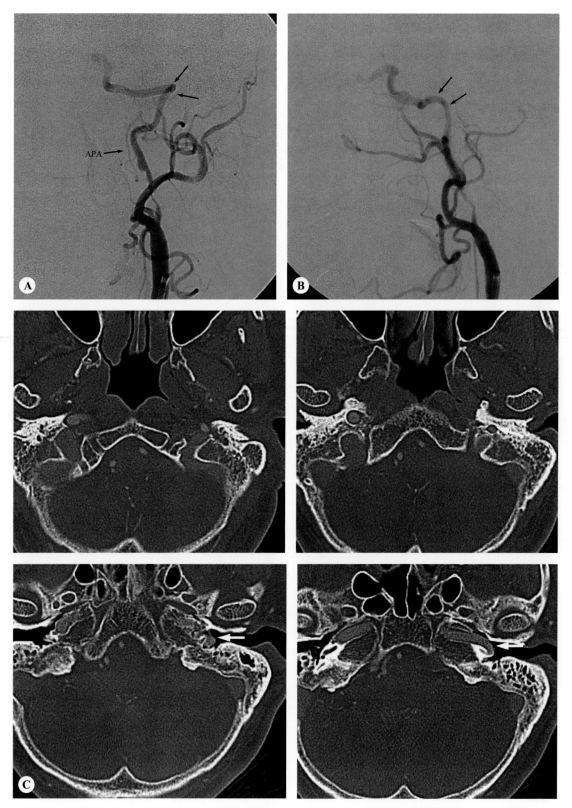

▲ 图 3-15　颈动脉狭窄的颈内动脉（鼓室内颈内动脉）异常走行，左颈总动脉造影的正位（A）和侧位（B）和轴位（C）的 CT 图像

左侧颈内动脉在岩段近端有罕见的侧弯（箭）。CT 显示左侧颈动脉管外侧壁缺失，颈内动脉凸向鼓室。注意咽升动脉（APA）起源于颈内动脉异常的上段。动脉粥样硬化性狭窄位于颈内动脉近端。这种变异被认为是鼓室下动脉和颈鼓室动脉侧支吻合发育良好而形成

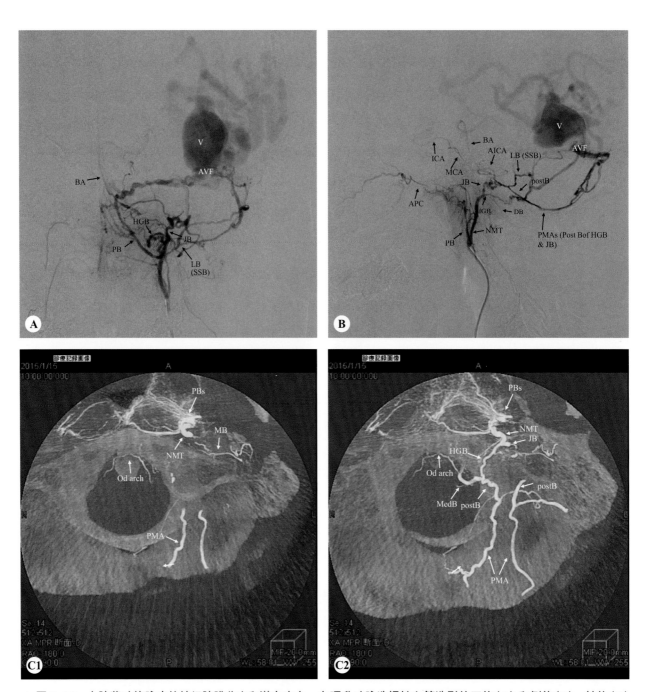

▲ 图 3-16　小脑幕动静脉瘘的神经脑膜分支和潜在吻合，左咽升动脉选择性血管造影的正位（A）和侧位（B）、轴位（C）和矢状位（D）的 MPR 图像

咽升动脉分为咽干和神经脑膜干（NMT），NMT 又分为舌下神经管支（HGB）和颈静脉孔支（JB）。HGB 向后穿过舌下管进入颅后窝，分为内侧支和后支。后支（postB）在颅后窝底部向后延伸为脑膜后动脉。内侧支（MedB）走于内侧，发出延续为齿状弓（Od arch）的降支，然后向前、向上走行，在海绵窦部与颈内动脉（ICA）的斜坡内侧动脉（MCA）吻合。JB 经颈静脉孔进入颅后窝，分为后支（postB）和外侧支（乙状窦支：SSB）。SSB 沿乙状窦和横窦走行，在侧窦区给小脑幕动静脉瘘（AVF）供血。后支在颅后窝的底部走行，位于 HGB 后支的外侧。JB 与小脑前下动脉（AICA）通过细小的硬膜支吻合。侧位显示咽支与翼管动脉之间的咽部吻合。在矢状面 MPR 图像上还看到了茎乳动脉（SMA）因肌支（MB）之间的吻合而显影。BA. 基底动脉；PB. 咽支；LB. 外侧支；V（Varix）. 静脉扩张；APC. 翼管动脉；DB. 降支；PMA. 脑膜后动脉；MHT. 脑膜垂体干；PCA. 大脑后动脉

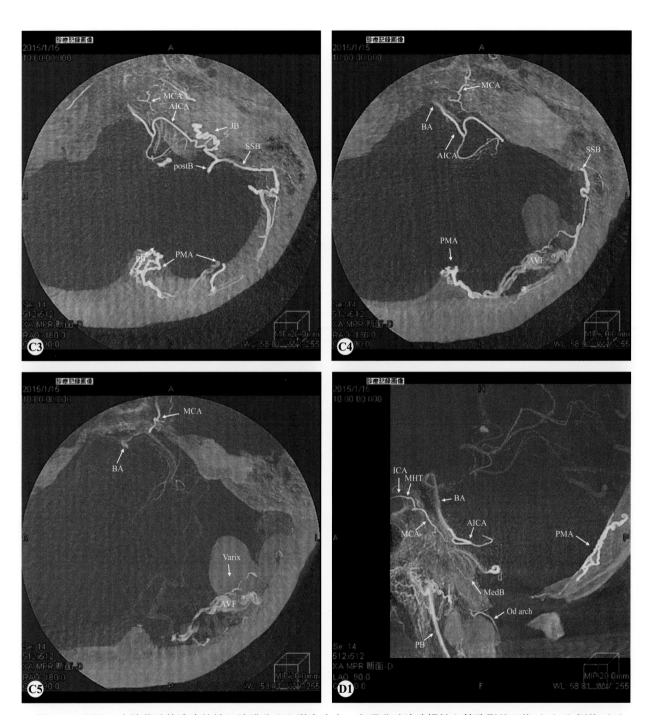

▲ 图 3-16（续）　小脑幕动静脉瘘的神经脑膜分支和潜在吻合，左咽升动脉选择性血管造影的正位（A）和侧位（B）、轴位（C）和矢状位（D）的 MPR 图像

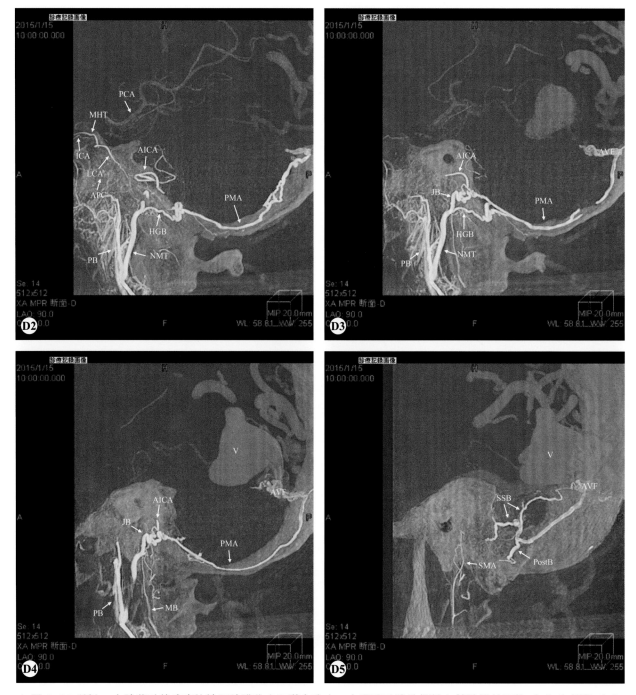

▲ 图 3-16（续） 小脑幕动静脉瘘的神经脑膜分支和潜在吻合，左咽升动脉选择性血管造影的正位（A）和侧位（B）、轴位（C）和矢状位（D）的 MPR 图像

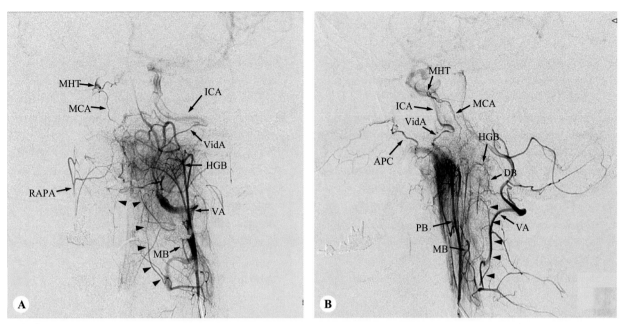

▲ 图 3-17　咽升动脉与椎动脉之间的吻合，左侧咽升动脉选择性血管造影的正位（A）和侧位（B）图像

咽升动脉与椎动脉（VA）通过两条不同的路径吻合。齿状弓周围吻合（舌下神经管支 – 齿状弓 – 脑膜前动脉 . 箭头）和肌支（MB）吻合。舌下神经管支（HGB）发出内侧支，与右侧斜坡内侧动脉（MCA）吻合，连接到脑膜垂体干（MHT）。咽支（PB）与翼管动脉（APC）吻合，连接到上颌动脉第三段，与 Vidian 动脉（VidA）吻合，连接到颈内动脉（ICA）。咽动脉与对侧相应血管也有吻合。RAPA. 右咽升动脉；DB. 降支

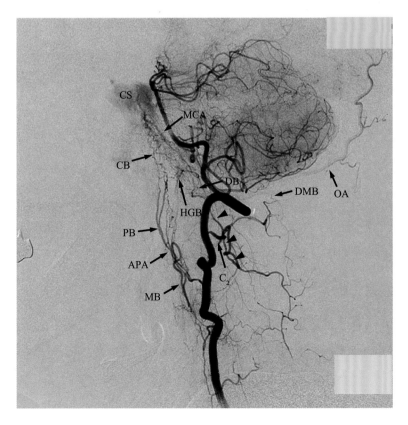

◀ 图 3-18　海绵窦硬脑膜动静脉瘘中咽升动脉与椎动脉吻合，左侧椎动脉造影的侧位图像

咽升动脉（APA）通过肌支（MB）间吻合而显影。可见舌下神经管支（HGB）和降支（DB）显影，其中 HGB 由 C_2 节段动脉（C_2）的硬膜外支（箭头）供血。海绵窦硬脑膜动静脉瘘（CS）由来自咽支（PB）的颈动脉支（CB）和来自舌下支斜坡内侧动脉（MCA）供血。枕动脉（OA）因 C_2 节段动脉（C_2）的肌支和枕动脉降肌支（DMB）之间的吻合而略显影

参考文献

[1] Lasjaunias P, Théron J, Moret J. The occipital artery. Anatomy—normal arteriographic aspects—embryological significance. Neuroradiology. 1978;15(1):31–7.

[2] Lasjaunias P, Moret J. The ascending pharyngeal artery: normal and pathological radioanatomy. Neuroradiology. 1976;11(2):77–82.

[3] Alvernia JE, Fraser K, Lanzino G. The occipital artery: a microanatomical study. Neurosurgery. 2006;58:114–22.

[4] Geibprasert S, Pongpech S, Armstrong D, Krings T. Dangerous extracranial-intracranial anastomoses and supply to the cranial nerves: vessels the neurointerventionalist needs to know. AJNR Am J Neuroradiol. 2009;30(8):1459–68.

[5] Hacein-Bey L, Daniels DL, Ulmer JL, et al. The ascending pharyngeal artery: branches, anastomoses, and clinical significance. AJNR Am J Neuroradiol. 2002;23(7):1246–56.

[6] Quisling RG, Seeger JF. Ascending pharyngeal artery collateral circulation simulating internal carotid artery hypoplasia. Neuroradiology. 1979;18:277–80.

[7] Nicolay S, De Foer B, Bernaerts A, Van Dinther J, Parizel PM. Aberrant internal carotid artery presenting as a retrotympanic vascular mass. Acta Radiol Short Rep. 2014;3(10):2047981614553695. https://doi.org/10.1177/2047981614553695.

[8] Shimizu S, Garcia AS, Tanriover N, Fujii K. The so-called anterior meningeal artery: an anatomic study for treatment modalities. Interv Neuroradiol. 2004;10:293–9.

颈外动脉远端发出的浅表动脉
Superficial Arteries from the Distal ECA

Hiro Kiyosue　著

第 4 章

一、耳后动脉和颞浅动脉概述

耳后动脉（posterior auricular artery）和颞浅动脉（superficial temporal artery）均供应浅表层的肌皮组织，包括面部、头皮和耳郭以及腮腺等。这两条动脉各自会向鼓室发出一条分支，即来自耳后动脉的茎乳动脉和来自颞浅动脉的鼓室前动脉。

二、耳后动脉（图1-1、图2-1、图4-1和图4-2）

在腮腺的尾部，可见耳后动脉（posterior auricular artery）起源于 ECA 远端的后方。它在腮腺的深面沿二腹肌后腹的表面向后上方走行，直至乳突水平[1]。在腮腺与耳郭间的耳郭后沟内，耳后动脉转向浅部并继续向后上方走行，并最终分为耳支和枕支[2]。耳支向前方走行并给耳郭内表面血供，随后与颞浅动脉发出的耳前动脉相吻合。枕支则向后上方走行，供应耳后的皮肤、肌肉、骨骼，不同人枕支走行供血的区域会随着其发育程度的不同而有所变化。

耳后动脉的分支（branches of the posterior auricular artery）包括以下几种。

1. 腮腺支

腮腺支（parotid branch）是耳后动脉近端的小分支，它们供应腮腺下部，并与来自 ECA 和颞浅动脉的腮腺支相吻合（图 4-1）。

2. 肌支

耳后动脉会发出数条肌支（muscular branch）供应二腹肌、茎突舌骨肌及胸锁乳突肌。

3. 茎乳动脉

茎乳动脉（stylomastoid artery）是一条很重要的动脉，它通过茎乳孔进入中耳鼓室。40% 的茎乳动脉来自耳后动脉，60% 来自枕动脉，详见"枕动脉"（图 3-5 和图 3-6、图 4-1 和图 4-2）。

三、颞浅动脉（图1-1和图1-2、图2-1、图4-3）

在下颌颈后方腮腺内，ECA 分出上颌动脉和颞浅动脉（superficial temporal artery）两个主要的终末分支。颞浅动脉沿下颌骨髁突后缘上升，并穿过颞骨颧突的后根。颞浅动脉最终分为额支和顶支两条终末分支，供应侧方头皮和面部。

颞浅动脉分支（branches of the superficial temporal artery）包括以下几种。

1. 面横动脉（图 4-4）

面横动脉（transverse facial artery）在腮腺区从颞浅动脉根部发出。它还经常在 ECA 的终末段独立发出。在腮腺前部，它分出上下两干，两干均穿过腮腺且向腮腺发出供血分支[3]。面横动

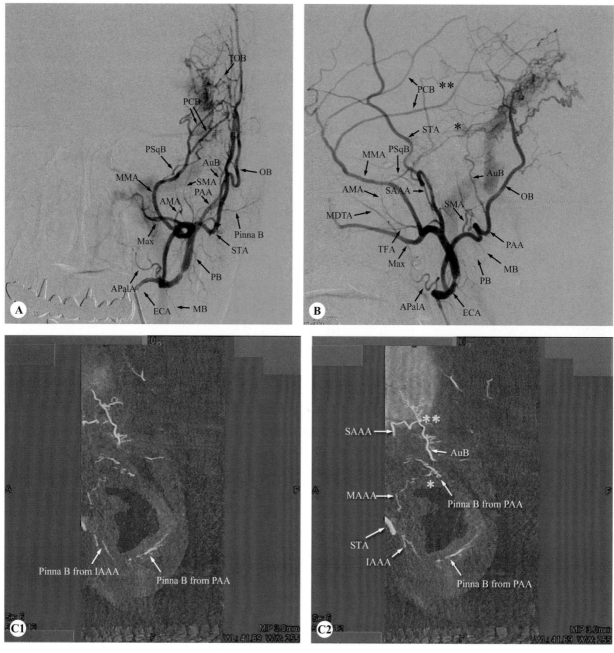

▲ 图 4-1　横 - 乙状窦区硬脑膜动静脉瘘的耳后动脉解剖，左咽升动脉超选择性造影正位（A）及侧位（B）、矢状位（C）和轴位（D）的 MPR 图像

ECA. 颈外动脉；PAA. 耳后动脉；SMA. 茎乳动脉；MB. 肌支；PB. 腮腺支；AuB. 耳支；OB. 枕支；TOB. 穿骨支；Pinna B. 耳郭支；SAAA. 耳前上动脉；MMA. 脑膜中动脉；PSqB. 岩鳞支；PCB. 后凸支；STA. 颞浅动脉；Max. 上颌动脉；APalA. 腭升动脉；MDTA. 颞深中动脉；* 和 **. 耳前动脉和耳后动脉在耳前方的表浅吻合；TFA. 面横动脉；Pinna B from PAA. 供应耳郭的耳后动脉分支；IAAA. 耳前下动脉；ATA. 鼓室前动脉；AVF. 动静脉瘘；IDA. 下牙槽动脉；JV. 颈静脉；SS. 乙状窦；TS. 横窦；TSJ. 横乙交界区；SPS. 岩上窦；MAAA. 耳前中动脉；SMF. 茎乳突孔；FS. 棘孔；FO. 卵圆孔；AMA. 脑膜副动脉；PCV. 髁后静脉；ACV. 髁前静脉；SMC. 茎乳突管；FV. 维萨里孔；IPS. 岩下窦

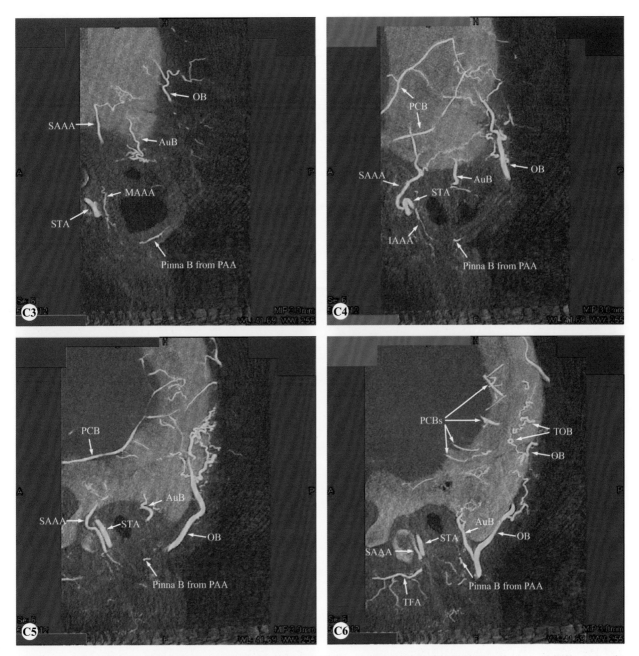

▲ 图 4-1（续）　横 - 乙状窦区硬脑膜动静脉瘘的耳后动脉解剖，左咽升动脉超选择性造影正位（A）及侧位（B）、矢状位（C）和轴位（D）的 MPR 图像

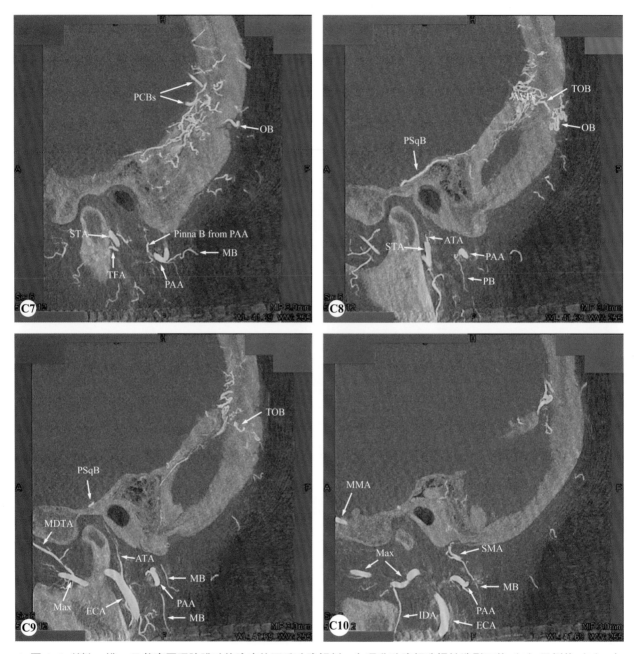

▲ 图 4-1（续）　横 - 乙状窦区硬脑膜动静脉瘘的耳后动脉解剖，左咽升动脉超选择性造影正位（**A**）及侧位（**B**）、矢状位（**C**）和轴位（**D**）的 **MPR** 图像

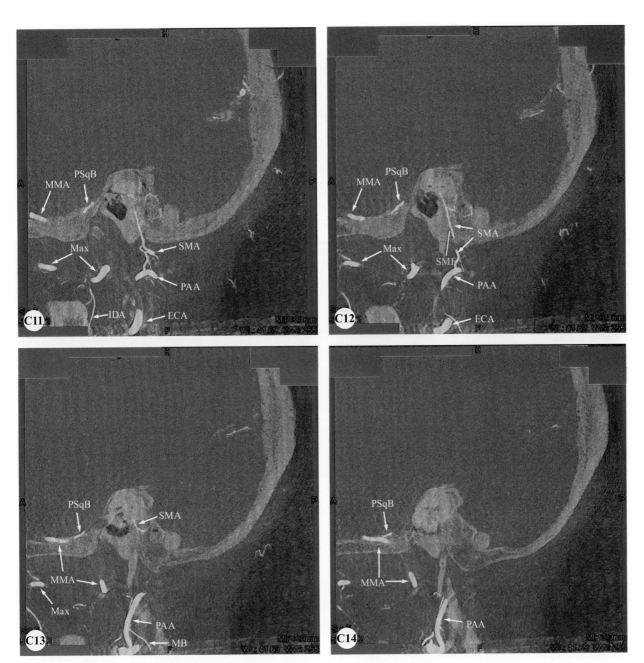

▲ 图 4-1（续） 横 - 乙状窦区硬脑膜动静脉瘘的耳后动脉解剖，左咽升动脉超选择性造影正位（A）及侧位（B）、矢状位（C）和轴位（D）的 MPR 图像

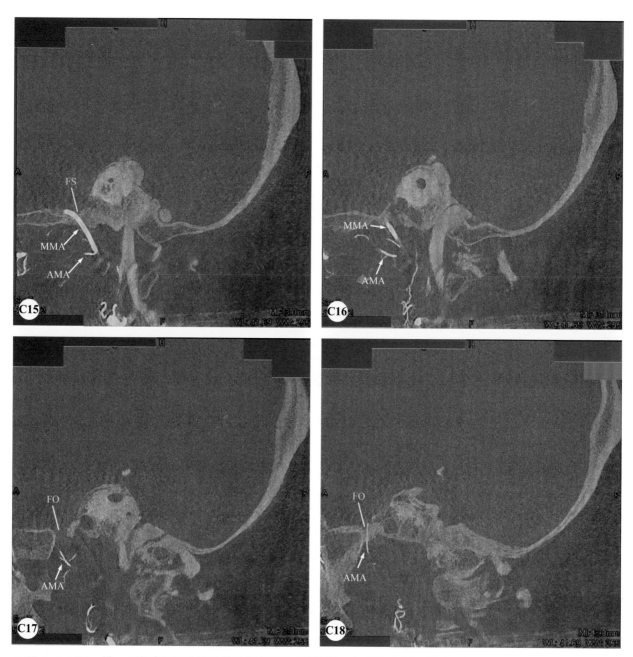

▲ 图 4-1（续） 横 – 乙状窦区硬脑膜动静脉瘘的耳后动脉解剖，左咽升动脉超选择性造影正位（A）及侧位（B）、矢状位（C）和轴位（D）的 MPR 图像

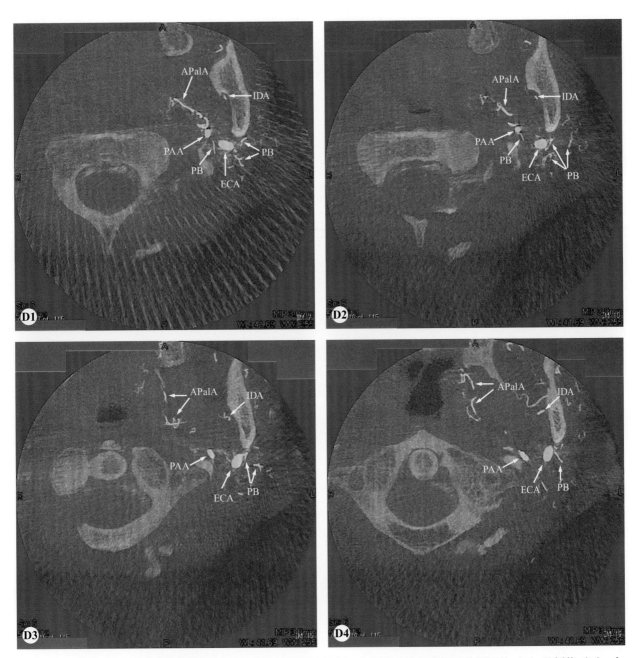

▲ 图 4-1（续）　横 - 乙状窦区硬脑膜动静脉瘘的耳后动脉解剖，左咽升动脉超选择性造影正位（A）及侧位（B）、矢状位（C）和轴位（D）的 MPR 图像

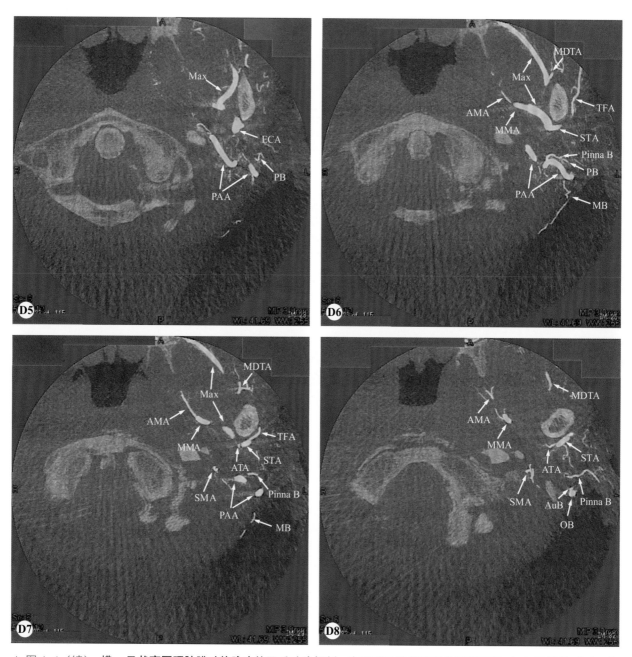

▲ 图 4-1（续）　横 - 乙状窦区硬脑膜动静脉瘘的耳后动脉解剖，左咽升动脉超选择性造影正位（A）及侧位（B）、矢状位（C）和轴位（D）的 MPR 图像

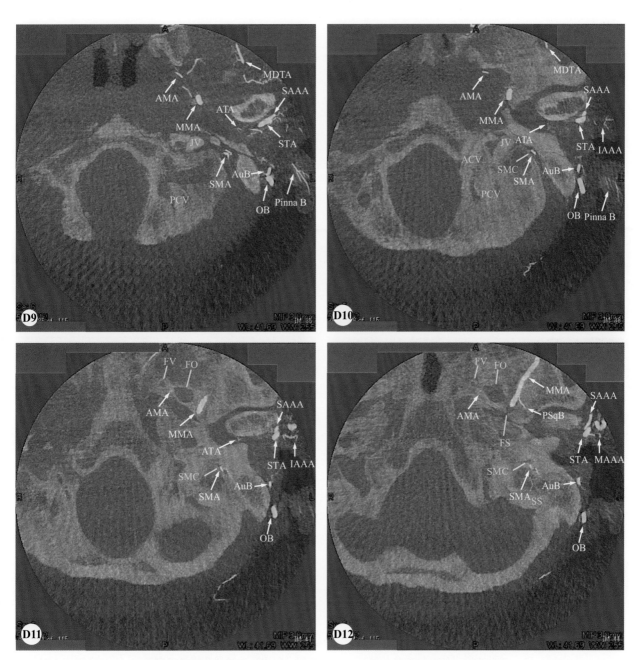

▲ 图 4-1（续）　横 - 乙状窦区硬脑膜动静脉瘘的耳后动脉解剖，左咽升动脉超选择性造影正位（A）及侧位（B）、矢状位（C）和轴位（D）的 MPR 图像

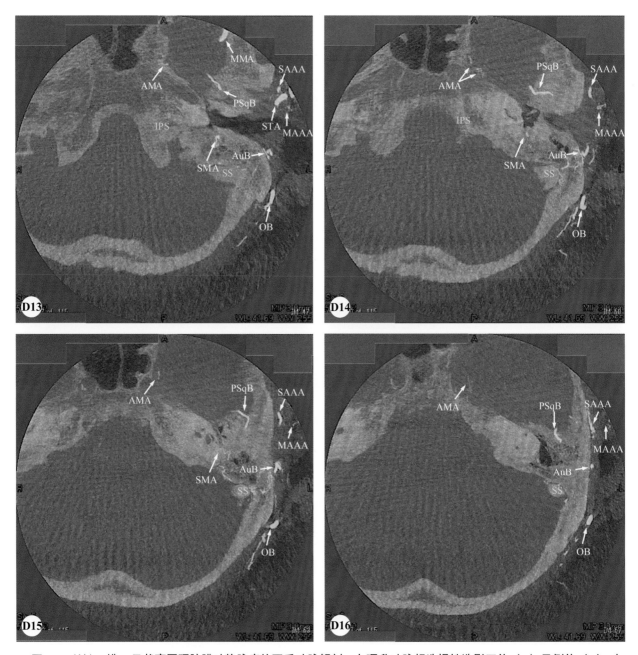

▲ 图 4-1（续） 横 – 乙状窦区硬脑膜动静脉瘘的耳后动脉解剖，左咽升动脉超选择性造影正位（A）及侧位（B）、矢状位（C）和轴位（D）的 MPR 图像

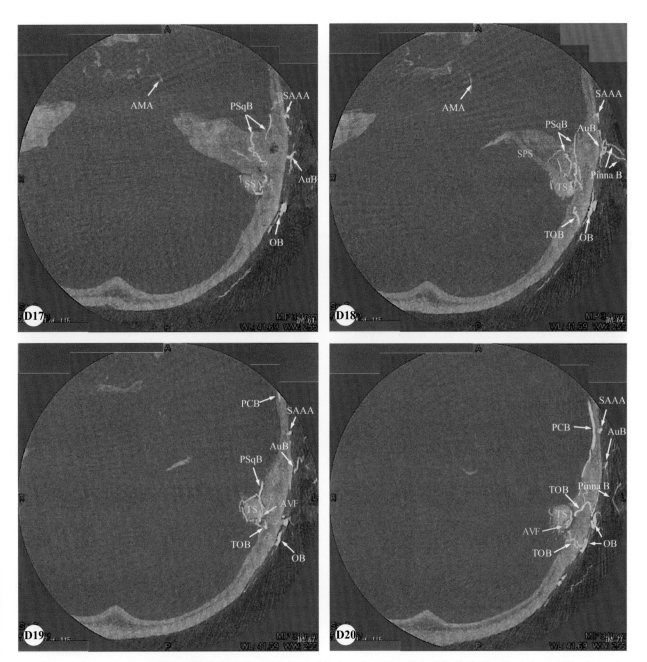

▲ 图 4-1（续）　横 - 乙状窦区硬脑膜动静脉瘘的耳后动脉解剖，左咽升动脉超选择性造影正位（**A**）及侧位（**B**）、矢状位（**C**）和轴位（**D**）的 **MPR** 图像

脉上干走行在颧弓下缘与腮腺导管之间，供应面部、腮腺导管、肌肉和面神经。它与邻近动脉广泛吻合，包括眶下动脉、颧颊动脉、睑下动脉、颊动脉和面动脉。面横动脉下干在咬肌筋膜浅部向下走行，供应咬肌及邻近皮肤，并与上颌动脉的咬肌分支相吻合。

2. 鼓室前动脉（图 4-2 和图 4-3）

鼓室前动脉（anterior tympanic artery）是供应下颌关节及鼓室的分支，可以起自颞浅动脉的近段，但是更常见的是发自上颌动脉。在上颌动脉部分会详细介绍此动脉。

3. 耳前支（图 4-2 至图 4-4）

颞浅动脉向耳郭发出 3 条耳前支（anterior auricular branch），分别为耳前上动脉、耳前中动脉及耳前下动脉[4-5]。其中 2 条或 3 条同时发自同一动脉干。耳前上动脉在耳轮棘附近发出，并向后上方行走至耳轮缘，并会入供应耳轮的动脉中。同时，耳前上动脉还发出分支供应耳郭前上部分软骨及附近皮肤。耳前中动脉是一个小分支，向后方走行供应到耳轮根、耳屏及外耳道前上壁。耳前下动脉向后下方走行至耳垂，形成耳垂毛细血管网，并延续到耳轮的供血动脉中。

耳前动脉的周围支广泛吻合，并且与耳后脉的穿支和环周支相吻合。

4. 颧眶动脉（图 2-1、图 4-3 和图 4-4）

颧眶动脉（zygomatico-orbital artery）起源于颞浅动脉额支和顶支分叉的下方，沿着颧弓的上缘前行至眼眶的侧角，提供颞前部、颊部及眼轮匝肌的血供，并与睑动脉、泪腺动脉和颞深前动脉相吻合。

5. 颞后深动脉

颞后深动脉（posterior deep temporal artery）起源于颧骨水平，向后下方走行供应颞肌后部，与颞中动脉和颞前动脉吻合，也可起自上颌动脉或与颧眶动脉的共干发出。

6. 额支和顶支（图 2-1、图 3-10、图 4-3）

颞浅动脉在颧弓上缘上方约 2cm 处分叉为额支（frontal branch）和顶支（parietal branch）的 2 个终末分支[6]，均供应皮肤、肌肉和颅骨。额支向前上方行走至眉弓，形成凸状曲线，并与眶上动脉和眼动脉的额分支相吻合（图 2-1）。顶支向上并轻度向后方走行至中线，它向前与额支、向下与枕动脉、颞深中动脉、耳后动脉有着广泛的吻合（图 4-5）。它还通过经穿骨支与脑膜中动脉相吻合（图 4-6）。

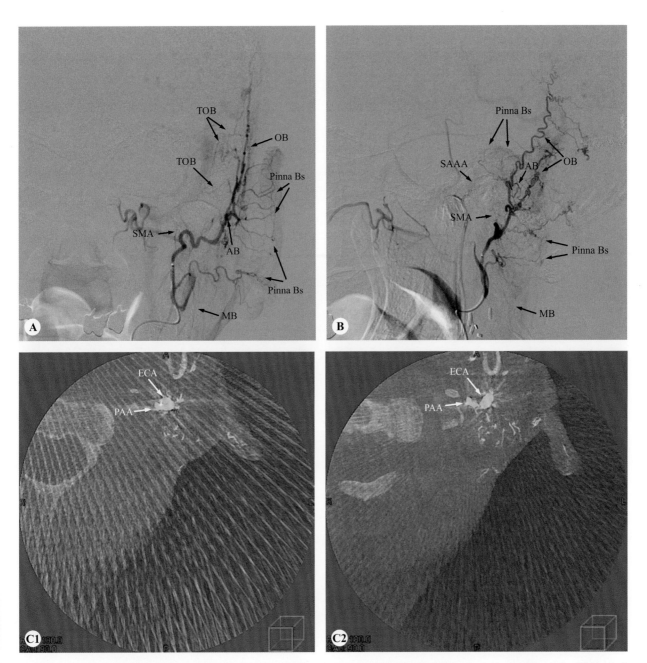

▲ 图 4-2　横 - 乙状窦区硬脑膜动静脉瘘中的耳后动脉，左耳后动脉超选择性造影正位（A）及侧位（B）、轴位（C）和矢状位（D）的 MPR 图像

SMA. 茎乳动脉；MB. 肌支；AB. 耳支；OB. 枕支；TOB. 穿骨支；Pinna B. 供应耳郭的分支；ECA. 颈外动脉；PAA. 耳后动脉；MMA. 脑膜中动脉；STA. 颞浅动脉；SMF. 茎乳突孔；SAAA. 耳前上动脉；Max. 上颌动脉；Helical Arc. 耳轮

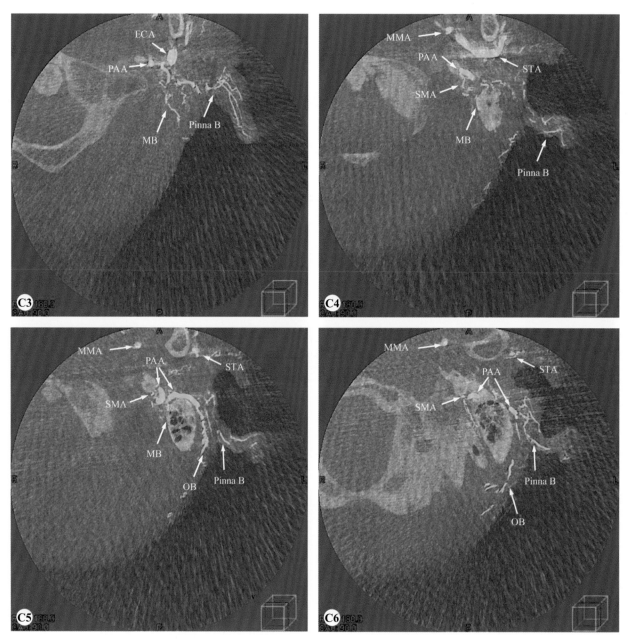

▲ 图 4–2（续） 横 – 乙状窦区硬脑膜动静脉瘘中的耳后动脉，左耳后动脉超选择性造影正位（A）及侧位（B）、轴位（C）和矢状位（D）的 MPR 图像

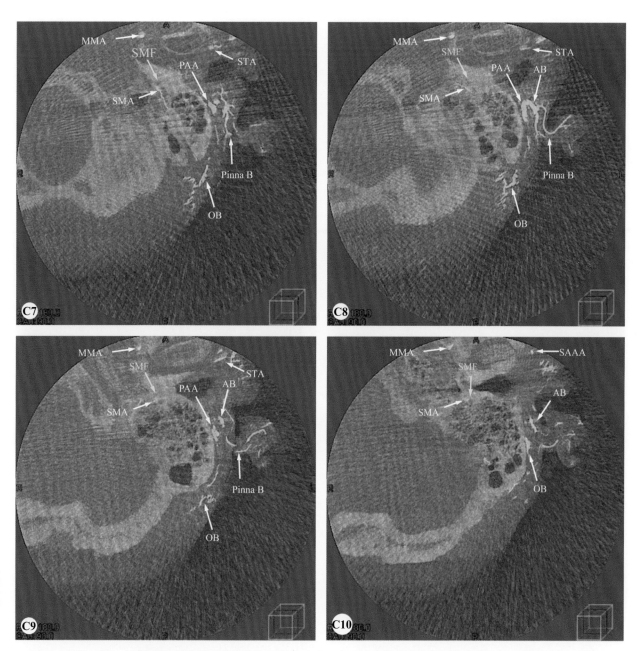

▲ 图 4-2（续）　横 - 乙状窦区硬脑膜动静脉瘘中的耳后动脉，左耳后动脉超选择性造影正位（A）及侧位（B）、轴位（C）和矢状位（D）的 MPR 图像

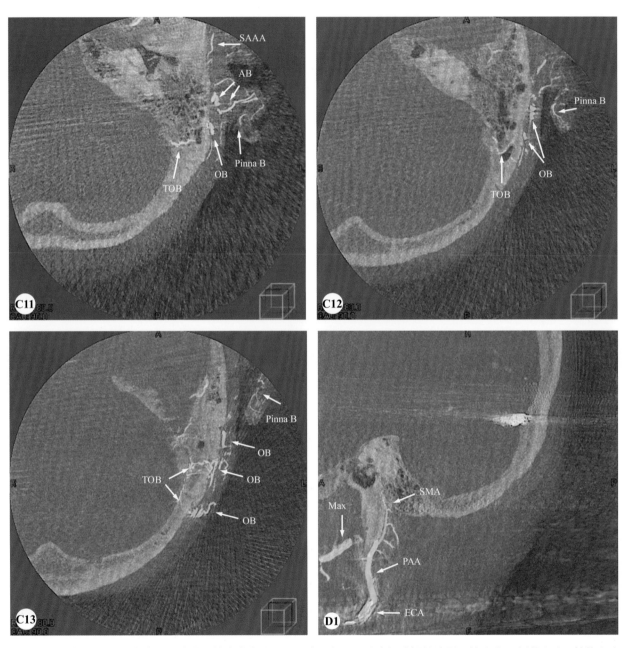

▲ 图 4-2（续） 横 - 乙状窦区硬脑膜动静脉瘘中的耳后动脉，左耳后动脉超选择性造影正位（**A**）及侧位（**B**）、轴位（**C**）和矢状位（**D**）的 **MPR** 图像

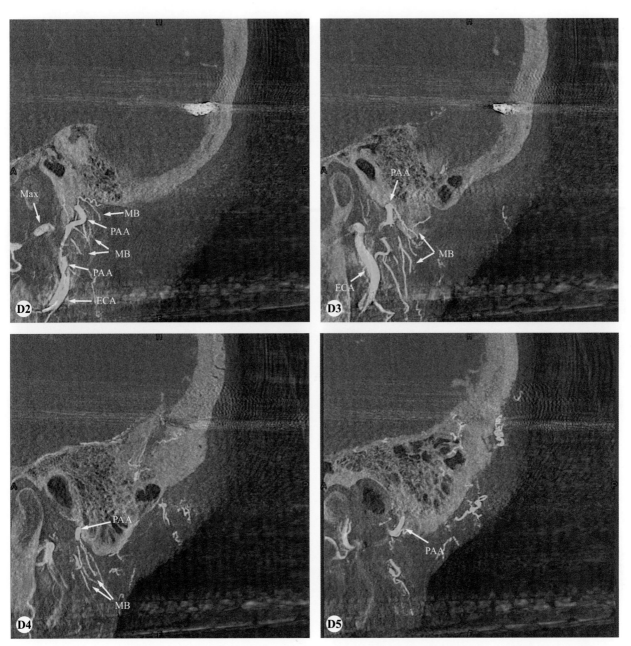

▲ 图 4-2（续）　横 - 乙状窦区硬脑膜动静脉瘘中的耳后动脉，左耳后动脉超选择性造影正位（**A**）及侧位（**B**）、轴位（**C**）和矢状位（**D**）的 **MPR** 图像

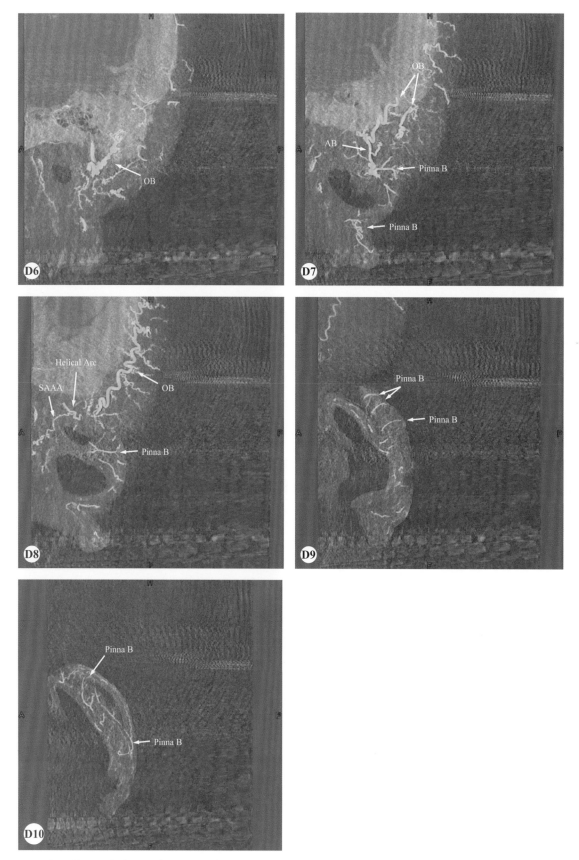

▲ 图 4-2（续） 横 - 乙状窦区硬脑膜动静脉瘘中的耳后动脉，左耳后动脉超选择性造影正位（**A**）及侧位（**B**）、轴位（**C**）和矢状位（**D**）的 **MPR** 图像

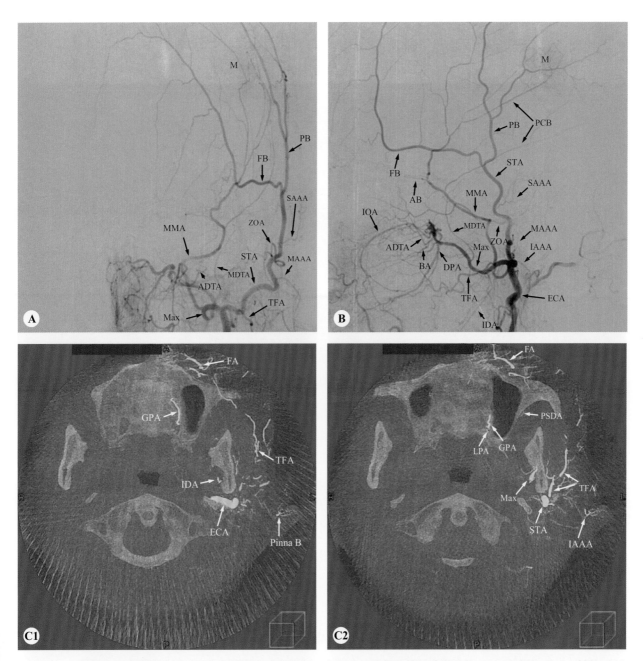

▲ 图 4-3　左侧凸面脑膜瘤的颞浅动脉和脑膜中动脉解剖，左颈外动脉超选择性造影正位（**A**）及侧位（**B**）、轴位（**C**）和矢状位（**D**）的 **MPR** 图像

STA. 颞浅动脉；TFA. 面横动脉；IAAA. 耳前下动脉；MAAA. 耳前中动脉；ZOA. 颧眶动脉；SAAA. 耳前上动脉；FB. 额支；PB. 顶支；M. 脑膜瘤；Max. 上颌动脉；MMA. 脑膜中动脉；extracranial seg. 颅外段；horizontal seg. 水平段；temporal seg. 颞段；pterional seg. 翼段；coronal seg. 冠状段；PCB. 后凸支；AB. 前支；AMA. 脑膜副动脉；Pinna B from PAA. 耳后动脉供应耳郭的分支；ECA. 颈外动脉；IDA. 下牙槽动脉；DPA. 腭降动脉；IOA. 眶下动脉；GPA. 腭大动脉；LPA. 腭小动脉；PSDA. 后上牙槽动脉；FA. 面动脉；SPA. 蝶腭动脉；IB. 鼻中隔后动脉（PSA）的下支；ITB. 鼻后外侧动脉（PLNA）的下鼻甲分支；MTB. 鼻后外侧动脉的中鼻甲分支；ATA. 鼓室前动脉；MDTA. 颞深中动脉；ADTA. 颞深前动脉；BA. 颊动脉；TFA. 面横动脉；SB. 上支；FS. 棘孔；AFR. 圆孔动脉；FR. 圆孔

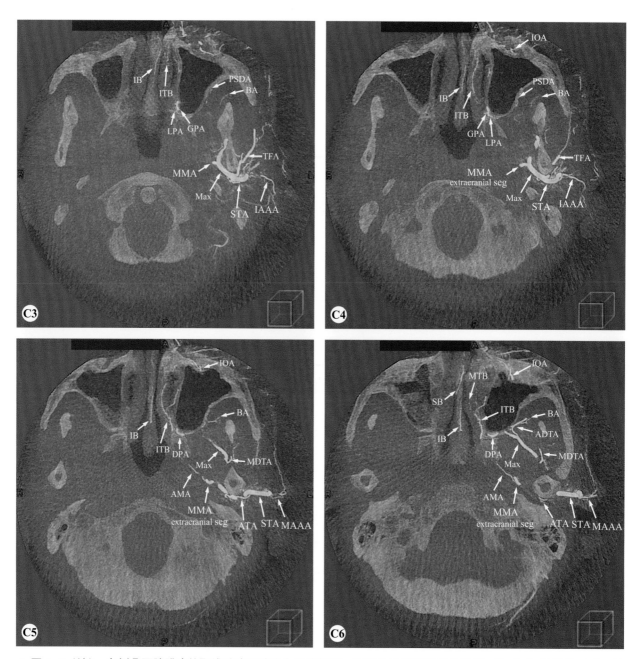

▲ 图 4-3（续） 左侧凸面脑膜瘤的颞浅动脉和脑膜中动脉解剖，左颈外动脉超选择性造影正位（**A**）及侧位（**B**）、轴位（**C**）和矢状位（**D**）的 **MPR** 图像

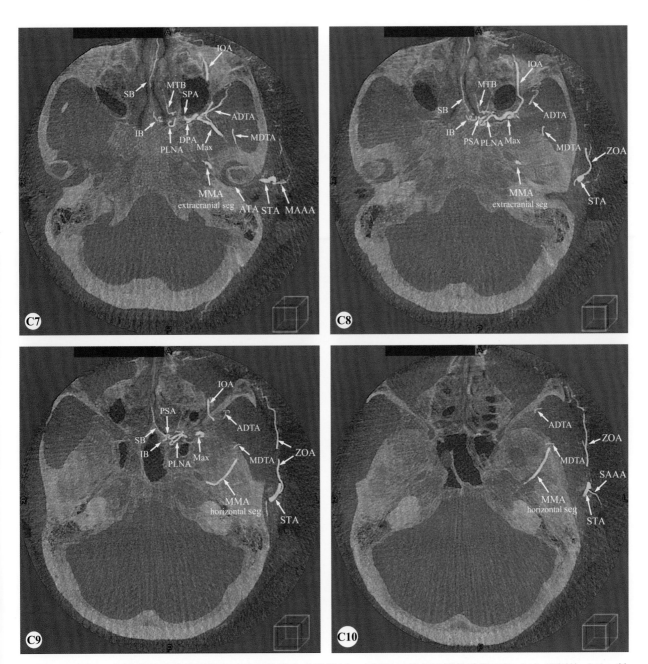

▲ 图 4–3（续）　左侧凸面脑膜瘤的颞浅动脉和脑膜中动脉解剖，左颈外动脉超选择性造影正位（**A**）及侧位（**B**）、轴位（**C**）和矢状位（**D**）的 **MPR** 图像

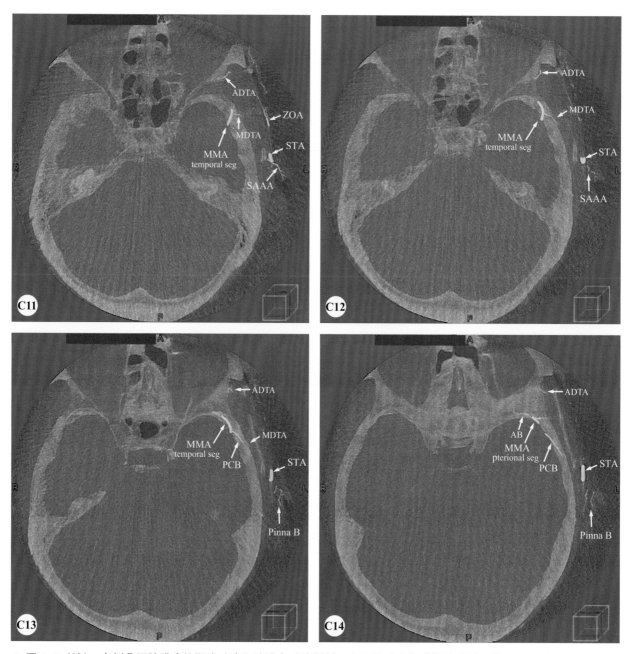

▲ 图 4-3（续） 左侧凸面脑膜瘤的颞浅动脉和脑膜中动脉解剖，左颈外动脉超选择性造影正位（A）及侧位（B）、轴位（C）和矢状位（D）的 MPR 图像

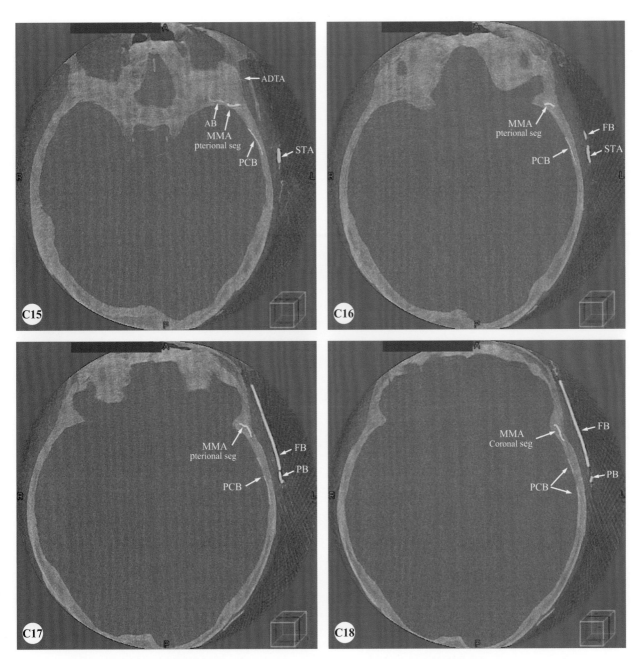

▲ 图 4-3（续）　左侧凸面脑膜瘤的颞浅动脉和脑膜中动脉解剖，左颈外动脉超选择性造影正位（A）及侧位（B）、轴位（C）和矢状位（D）的 MPR 图像

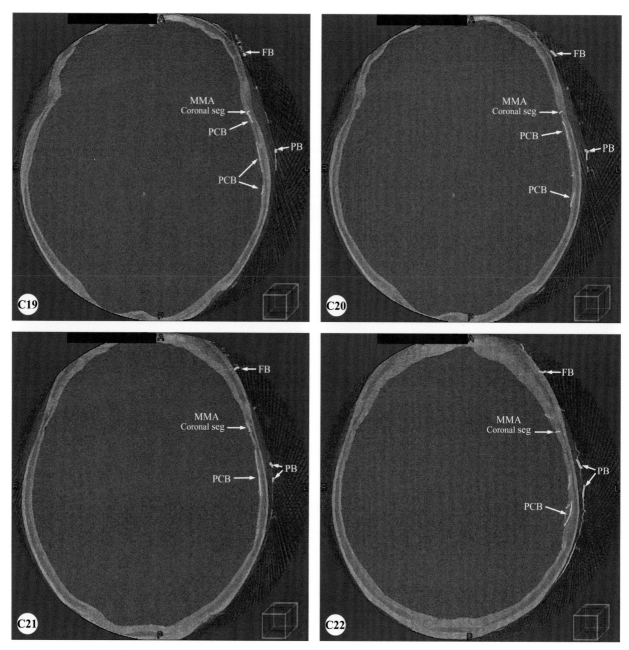

▲ 图 4-3（续） 左侧凸面脑膜瘤的颞浅动脉和脑膜中动脉解剖，左颈外动脉超选择性造影正位（**A**）及侧位（**B**）、轴位（**C**）和矢状位（**D**）的 **MPR** 图像

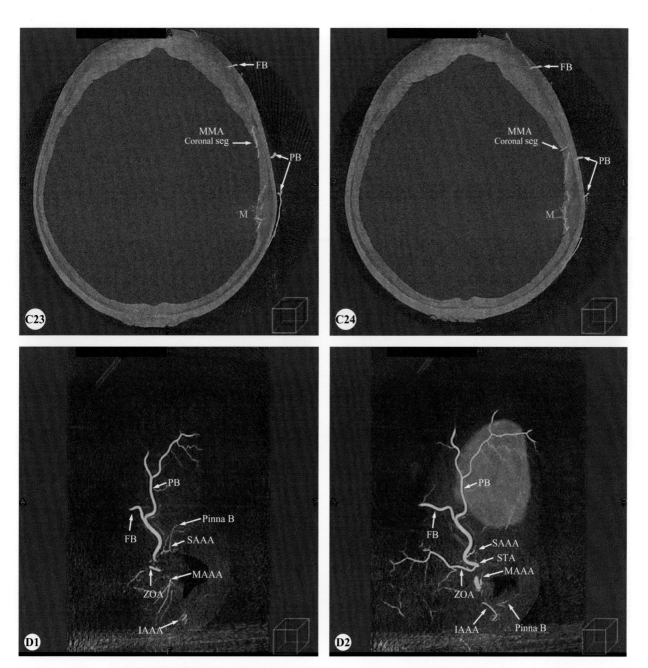

▲ 图 4-3（续）　左侧凸面脑膜瘤的颞浅动脉和脑膜中动脉解剖，左颈外动脉超选择性造影正位（A）及侧位（B）、轴位（C）和矢状位（D）的 MPR 图像

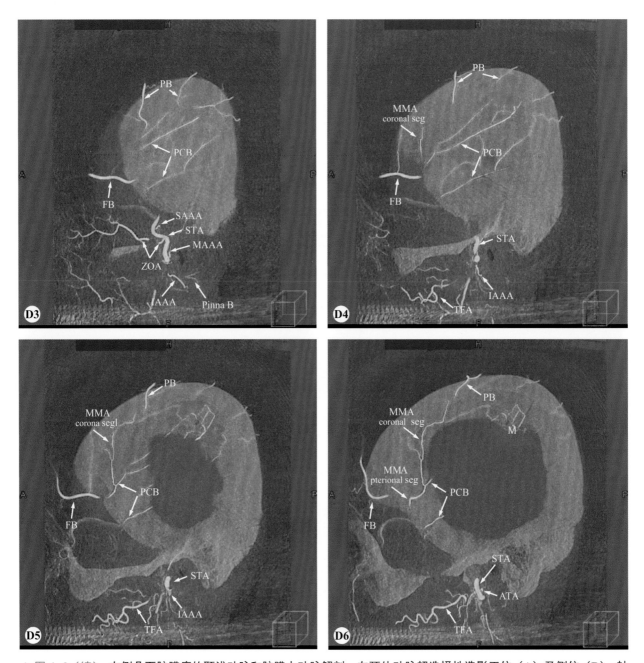

▲ 图 4-3（续）　左侧凸面脑膜瘤的颞浅动脉和脑膜中动脉解剖，左颈外动脉超选择性造影正位（A）及侧位（B）、轴位（C）和矢状位（D）的 MPR 图像

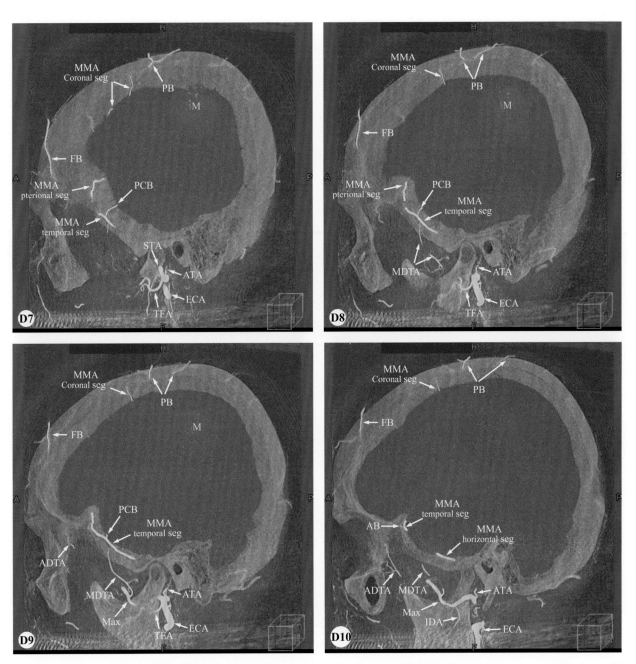

▲ 图 4-3（续）　左侧凸面脑膜瘤的颞浅动脉和脑膜中动脉解剖，左颈外动脉超选择性造影正位（**A**）及侧位（**B**）、轴位（**C**）和矢状位（**D**）的 **MPR** 图像

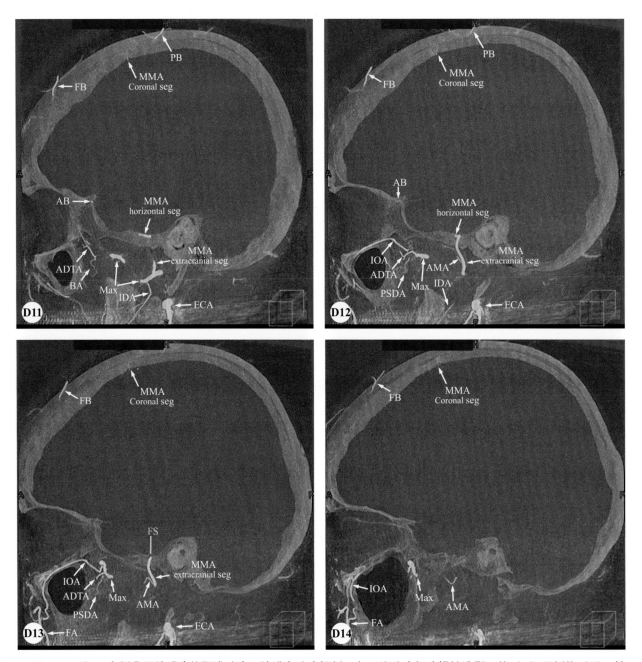

▲ 图 4-3（续） 左侧凸面脑膜瘤的颞浅动脉和脑膜中动脉解剖，左颈外动脉超选择性造影正位（**A**）及侧位（**B**）、轴位（**C**）和矢状位（**D**）的 **MPR** 图像

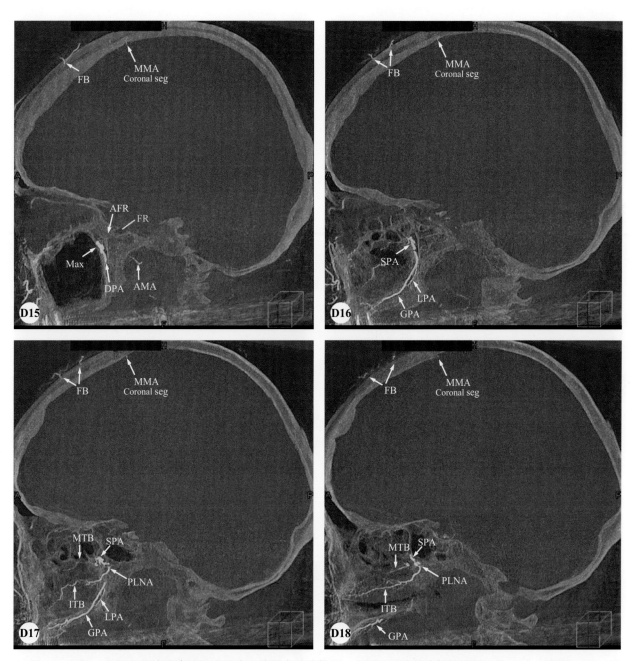

▲ 图 4-3（续）　左侧凸面脑膜瘤的颞浅动脉和脑膜中动脉解剖，左颈外动脉超选择性造影正位（**A**）及侧位（**B**）、轴位（**C**）和矢状位（**D**）的 **MPR** 图像

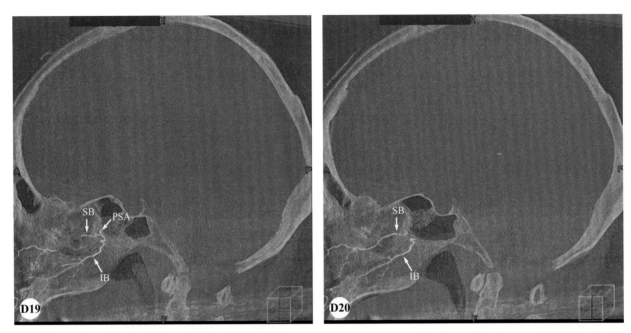

▲ 图 4-3（续）　左侧凸面脑膜瘤的颞浅动脉和脑膜中动脉解剖，左颈外动脉超选择性造影正位（A）及侧位（B）、轴位（C）和矢状位（D）的 MPR 图像

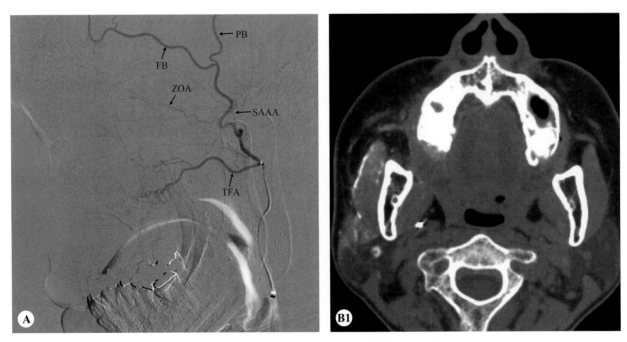

▲ 图 4-4　上颌癌（M）的面横动脉解剖及供血区域

A. 颞浅动脉血管造影侧位图像；B. 选择性面横动脉（TFA）造影的 CT 断层图像，提示面横动脉供应腮腺前部、咬肌、颊部皮下软组织、上颌窦侧壁及上颌癌（M）。MC 是面横动脉近段的微导管头端。SAAA. 耳前上动脉；ZOA. 颧眶动脉；FB. 额支；PB. 顶支

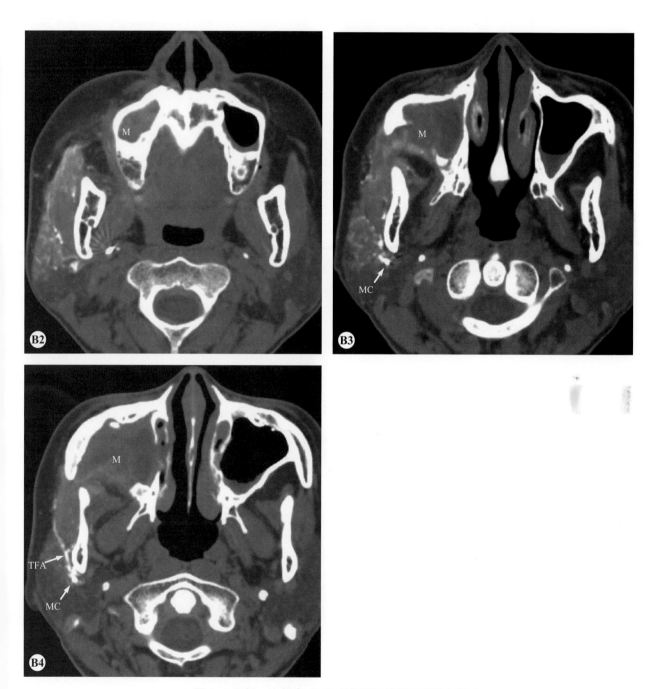

▲ 图 4-4（续）　上颌癌（**M**）的面横动脉解剖及供血区域

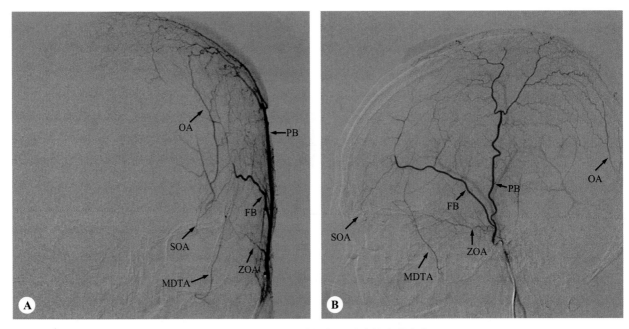

▲ 图 4-5　颞浅动脉与邻近动脉的表浅吻合

选择性颞浅动脉造影正位（A）及侧位（B）图像显示了表浅吻合，包括额支（FB）在前方与眼动脉发出的眶上动脉（SOA）相吻合，额支及颧眶动脉（ZOA）间接与颞中深中脉（MDTA）相吻合，顶支在后方与枕动（OA）相吻合。PB. 脑膜中动脉岩骨支

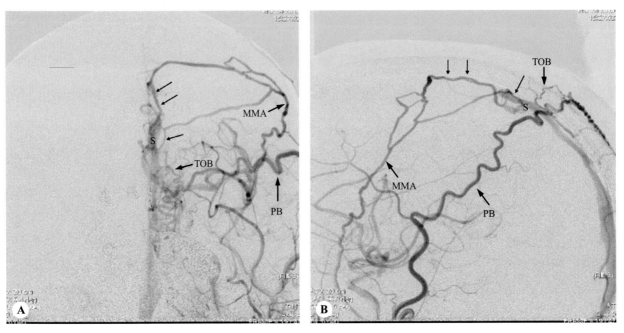

▲ 图 4-6　上矢状窦硬脑膜动静脉瘘中颞浅动脉的穿骨支（TOB）

颈外动脉造影正位（A）、侧位（B）及矢状位（C）的 MPR 图像，可见硬脑膜动静脉瘘（S）由脑膜中动脉（MMA）的旁正中动脉供血。颞浅动脉顶支（PB）的穿骨支（TOB）穿过顶骨与旁正中动脉相吻合，供血动静脉瘘

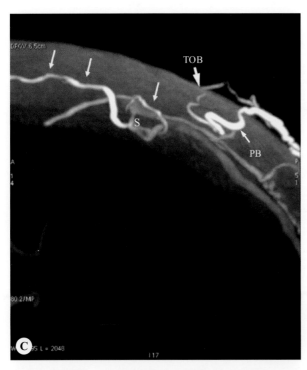

▲ 图 4-6（续）　上矢状窦硬脑膜动静脉瘘中颞浅动脉的穿骨支（**TOB**）

参考文献

[1] Kolhe PS, Leonard AG. The posterior auricular flap: anatomical studies. Br J Plast Surg. 1987;40:562–5690.

[2] McKinnon BJ, Wall MP, Karakla DW. The vascular anatomy and angiosome of the posterior auricular artery. Arch Facial Plast Surg. 1999;1:101–4.

[3] Yang HJ, Gil YC, Lee HY. Topographical anatomy of the transverse facial artery. Clin Anat. 2010;23(2):168–78.

[4] Imanishi N, Nakajima H, Aiso S. Arterial anatomy of the ear. Okajimas Folia Anat Jpn. 73(6):313–24.

[5] Zilinsky I, Erdmann D, Weissman O, et al. Reevaluation of the arterial blood supply of the auricle. J Anat. 2017; 230(2): 315–24.

[6] Kim BS, Jung YJ, Chang CH, Choi BY. The anatomy of the superficial temporal artery in adult Koreans using 3-dimensional computed tomographic angiogram: clinical research. Cerebrovasc Endovasc Neurosurg. 2013;15(3):145–51.

第 5 章

上颌动脉
Maxillary Artery

Hiro Kiyosue　Shuichi Tanoue　著

上颌动脉是 ECA 两个终末分支中较大的一支,从下颌颈延伸到翼腭窝的顶点,发出多个分支,将血液分配到各个器官,包括颧骨和下颌骨、相邻的肌皮组织、腮腺、鼻咽、鼻旁窦、眼眶、颅神经和硬脑膜。这些器官的各种疾病都涉及上颌动脉,因此它可以成为头颈部病变以及颅内病变行血管内治疗常用的靶动脉。

上颌动脉在下颌颈后方的腮腺内发出,在下颌骨升支与蝶下颌韧带之间向前上方走行。它向翼腭窝行进,然后向内侧转向,在翼腭窝内深入蝶腭孔。它分为 3 段[1](图 5-1 和图 5-2)。第一(下颌)段为起点到翼外肌,位于下颌颈内侧。上颌动脉第一段发出的分支,包括耳深动脉、鼓室前动脉、脑膜中动脉、脑膜副动脉和下牙槽(牙)动脉(图 5-3A)。第二段在翼外侧肌的浅表面或深表面向前走行到达翼腭窝(图 2-1 和图 4-3)。第二段发出颞深中动脉、翼肌支、颞深前动脉、咬肌动脉和颊动脉(图 5-3B)。第二段在翼外侧肌的深面走行时,脑膜中动脉在其近端发出,脑膜副动脉也从上颌动脉的第二段独立起源(图 5-4)。颞深中动脉可以从第一段与下牙槽动脉的共同干发出(图 2-1 和图 5-4)。第三段在翼腭窝内侧走行,发出 7 支,分别是

上牙槽后动脉、眶下动脉、腭降动脉、咽动脉、圆孔动脉、翼管动脉、眶上裂动脉。最后,它在翼腭窝成为内侧端形成蝶腭动脉这条终末支(图 5-3C 和图 5-5)。

Djindjian 将上颌动脉的分支分为 6 组。下面是这六个组及其各自的分支[2]。

- 升支和颅内支:鼓室前动脉、脑膜中动脉、脑膜副动脉。
- 上行颅外肌支:颞深前动脉、颞深中动脉。
- 降支:下牙槽动脉、翼肌支、咬肌动脉、颊动脉。
- 前支:上牙槽后动脉、眶下动脉、腭降动脉。
- 回返支:咽动脉、圆孔动脉、翼管动脉。
- 终末支:蝶腭动脉。

一、第一段的分支

(一)鼓室前动脉(图 5-6)

如前所述,上颌动脉来源于镫骨动脉的上下颌支(图 1-3),鼓室前动脉(anterior tympanic artery)由镫骨动脉在上下颌支一侧的残余部分发育而成(图 5-7)[3]。

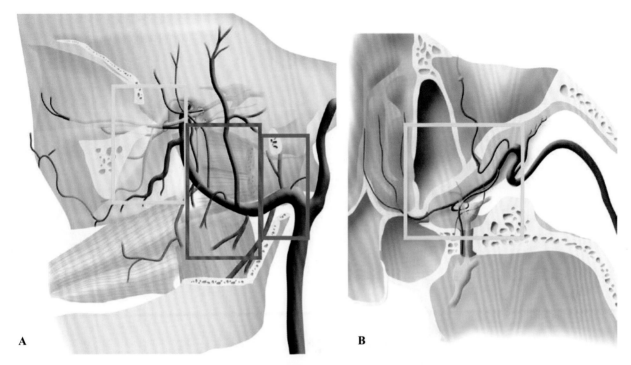

▲ 图 5-1　上颌动脉解剖分段示意（A 为左侧观，B 为头侧观）

上颌动脉可分为 3 段，包括第一段（蓝色方形，起自颈外动脉主干向上，转向前），第二段（紫色方形，穿过翼外肌），第三段（黄色方形，进入翼腭窝，向前内侧行进）

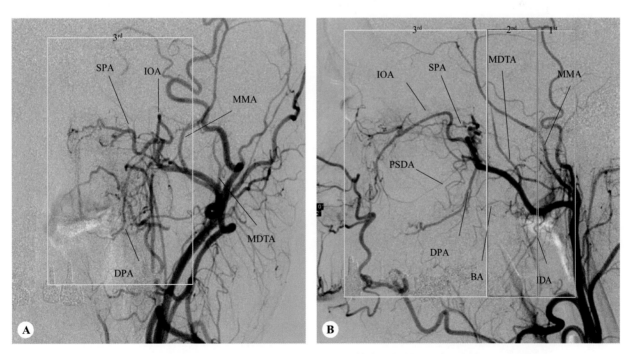

▲ 图 5-2　双 C 臂 DSA 所见的上颌动脉及其分支的血管造影解剖（A 为正面观，B 为侧面观）

第一段（1st）和第二段（2nd）在颈外动脉造影的侧视图上很容易识别，第三段（3rd）更容易在正面视图上辨识。MMA. 脑膜中动脉；IDA. 下牙槽动脉；MDTA. 颞深中动脉；BA. 颊动脉；PSDA. 上牙槽后动脉；IOA. 眶下动脉；DPA. 腭降动脉；SPA. 蝶腭动脉

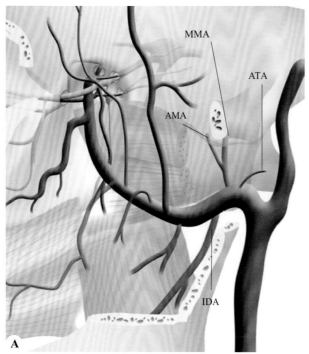

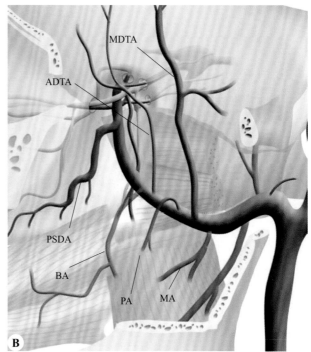

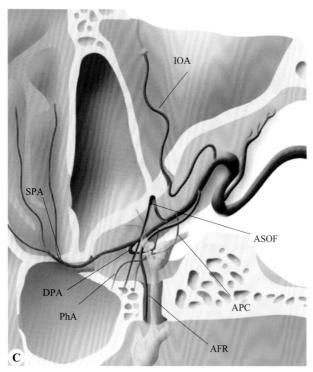

▲ 图 5-3　上颌动脉分支示意

A 和 B. 左侧观；C. 头侧观。第一段发出鼓室前动脉（ATA）、脑膜中动脉（MMA）、脑膜副动脉（AMA）和下牙槽动脉（IDA）；第二段发出颞深中动脉（MDTA）、翼肌支（PA）、颞深前动脉（ADTA）和颞深后动脉、咬肌动脉（MA）和颊动脉（BA）；第三段发出眶下动脉（IOA）、上牙槽后动脉（PSDA）、圆孔动脉（AFR）、翼管动脉（APC）、咽动脉（PhA）、眶上裂动脉（ASOF）和蝶腭动脉（SPA）和腭降动脉（DPA）

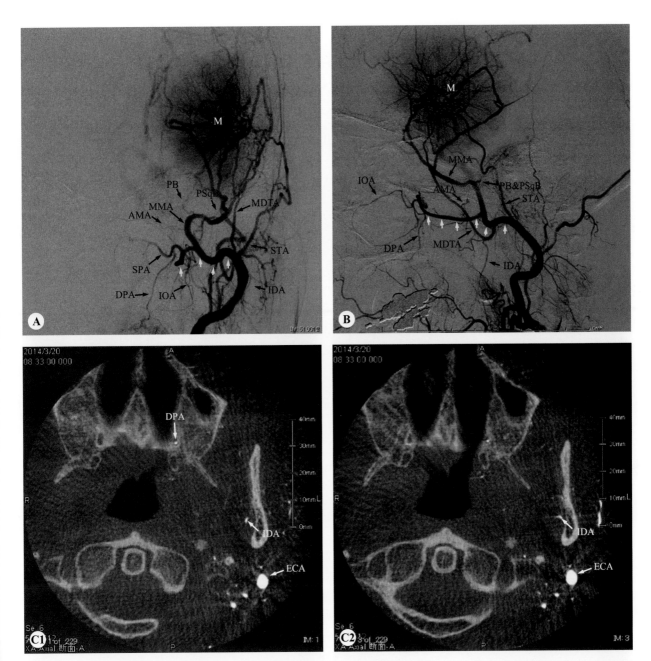

▲ 图 5-4　凸面脑膜瘤的左上颌动脉第二段深部走行，左侧颈外动脉造影的正位（A）、侧位（B）及轴位（C）的 MPR 图像，显示上颌动脉的第二段（黄箭）在翼外侧肌的深表面走行

脑膜中动脉（MMA）起自上颌动脉的第二段，脑膜副动脉（AMA）从上颌动脉单独发出。颞深中动脉（MDTA）和下牙槽动脉（IDA）共干起源。眶下动脉（IOA）与上牙槽后动脉（PSDA）共干起自上颌动脉第三段的。MMA 增粗的后凸面支向脑膜瘤（M）发出许多供血支。岩骨支（PB）和岩鳞支（PSqB）也供应肿瘤，这两个分支分别起源于 MMA 水平段的近段和远段。MDTA 的穿骨支也供应脑膜瘤。STA. 颞浅动脉；IOA. 眶下动脉；DPA. 腭降动脉；ECA. 颈外动脉；PSDA. 上牙槽后动脉；SPA. 蝶腭动脉；PSA. 鼻中隔后动脉；PCB. 后凸支；ADTA. 颞深前动脉

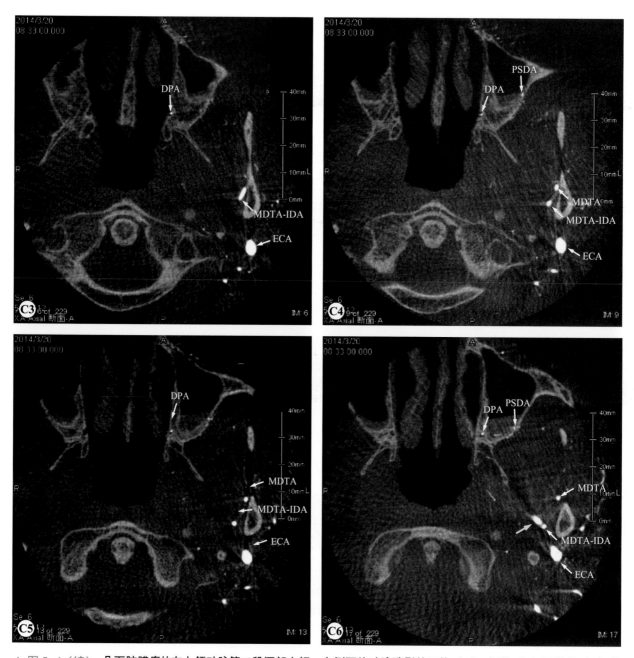

▲ 图 5-4（续）　凸面脑膜瘤的左上颌动脉第二段深部走行，左侧颈外动脉造影的正位（**A**）、侧位（**B**）及轴位（**C**）的 **MPR** 图像，显示上颌动脉的第二段（黄箭）在翼外侧肌的深表面走行

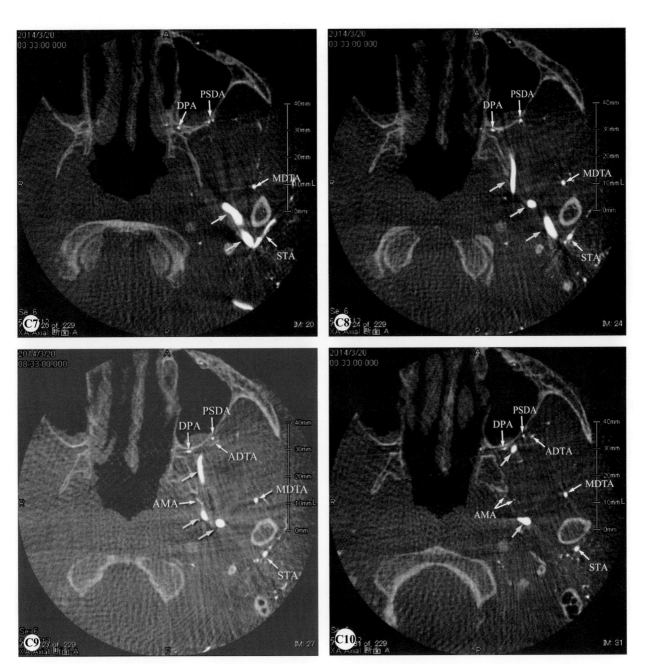

▲ 图 5-4（续） 凸面脑膜瘤的左上颌动脉第二段深部走行，左侧颈外动脉造影的正位（A）、侧位（B）及轴位（C）的 **MPR** 图像，显示上颌动脉的第二段（黄箭）在翼外侧肌的深表面走行

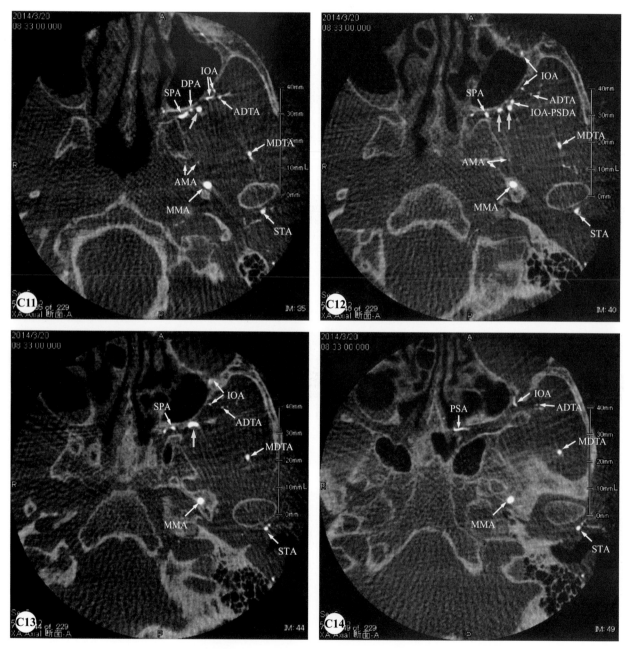

▲ 图 5-4（续） 凸面脑膜瘤的左上颌动脉第二段深部走行，左侧颈外动脉造影的正位（**A**）、侧位（**B**）及轴位（**C**）的 **MPR** 图像，显示上颌动脉的第二段（黄箭）在翼外侧肌的深表面走行

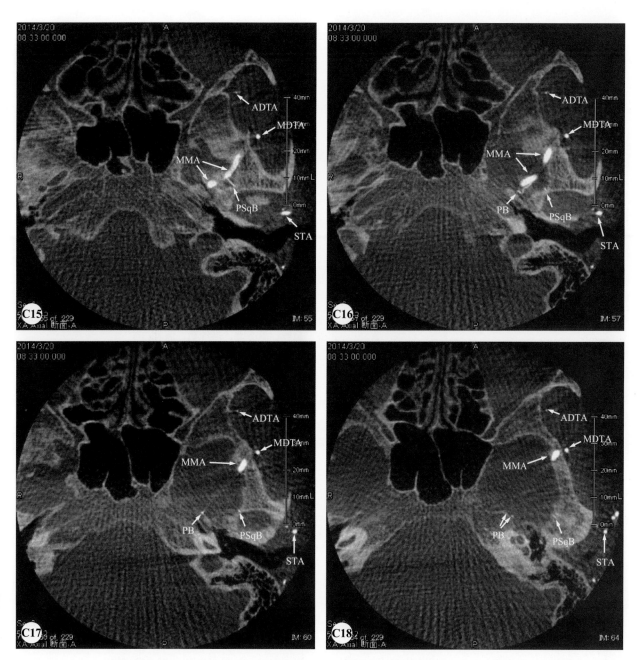

▲ 图 5-4（续） 凸面脑膜瘤的左上颌动脉第二段深部走行，左侧颈外动脉造影的正位（**A**）、侧位（**B**）及轴位（**C**）的
MPR 图像，显示上颌动脉的第二段（黄箭）在翼外侧肌的深表面走行

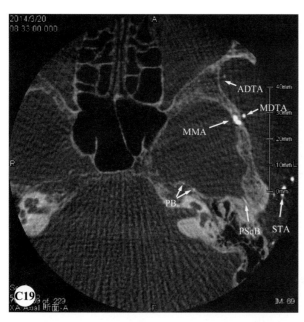

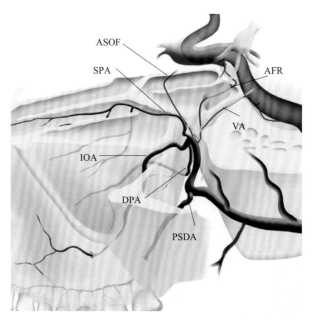

▲ 图 5-4（续） 凸面脑膜瘤的左上颌动脉第二段深部走行，左侧颈外动脉造影的正位（A）、侧位（B）及轴位（C）的 MPR 图像，显示上颌动脉的第二段（黄箭）在翼外侧肌的深表面走行

▲ 图 5-5 上颌动脉在翼腭窝内走行的示意图（上外侧观）。上颌动脉第三段走行于翼腭窝，与翼腭神经节关系密切。翼腭窝是一个垂直走向的狭缝状空间，从这里上颌动脉发出分支，通过相关的孔、管和裂隙供应眼眶、鼻腔、鼻旁窦、海绵窦、腭和口腔

AFR. 圆孔动脉；VA.Vidian 动脉；ASOF. 眶上裂动脉；SPA. 蝶腭动脉；DPA. 腭降动脉；PSDA. 上牙槽后动脉；IOA. 眶下动脉

鼓室动脉分支的发育（图 5-7）

鼓室前动脉源自镫骨动脉上颌 – 下颌支的残余部分，镫骨动脉是一条供应眶区和上颌 – 下颌区的暂时性胚胎动脉。在胚胎早期，视神经周围和上颌 – 下颌由原始上颌动脉和第一主动脉弓供血。耳区和咽面区主要由第二主动脉弓供血。这些胚胎动脉都会退化，它们的腹侧部分变成动脉丛。原始上颌动脉的背侧部分、第一主动脉弓和第二主动脉弓分别成为垂体下动脉（和下外侧干）、原始下颌动脉（未来的 Vidian 动脉）和舌骨动脉（未来的颈鼓室动脉）。镫骨动脉起源于舌骨动脉，在鼓室腔内向上走行，分为眶上支和上颌 – 下颌支两大支。随着 ECA 主干的发育，

第二主动脉弓的动脉丛和腹侧咽动脉的残余部分连接到 ECA。然后，镫骨动脉在人类成长中退化并消失。连接段以远的上颌 – 下颌支成为上颌动脉，近端部分的残余部分成为鼓室前动脉。类似地，眶上分部的远端进一步成为脑膜中动脉的颅内部分，近端的残余部分成为鼓室上动脉和（或）岩浅动脉，均分布在鼓腔内。舌骨动脉变成颈鼓室动脉——颈内动脉的一条小分支，通向鼓室。来自第二主动脉弓近端的动脉丛残余分布到鼓室腔成为鼓室下动脉和茎乳动脉。这五条小动脉和小脑前下动脉的弓下动脉都进入鼓室且有吻合。

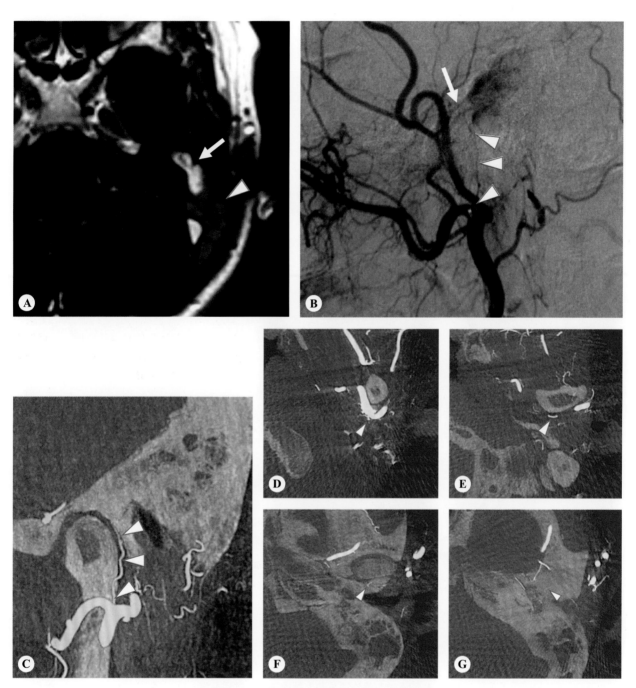

▲ 图 5-6　鼓室血管球瘤的鼓室前动脉影像解剖

A. 增强 T_1 加权像显示鼓室（箭）中的富血供肿物，乳突气房中也可见反应性黏液积聚（箭头）；B. 左侧颈外动脉造影的侧视图显示左中耳有对比剂浓染，由脑膜中动脉（箭）的岩骨支和来自上颌动脉第一段（箭头）的鼓室前动脉供血；C. 彩色融合图像的矢状图重建显示鼓室前动脉在下颌支（骨）（箭头）后面向上走行。D 至 G. 彩色融合图像的轴向图重建显示鼓室前动脉（箭头）走行，鼓室前动脉起源于上颌动脉第一段，在下颌支后向上走行，经岩鼓裂进入鼓室，供应中耳

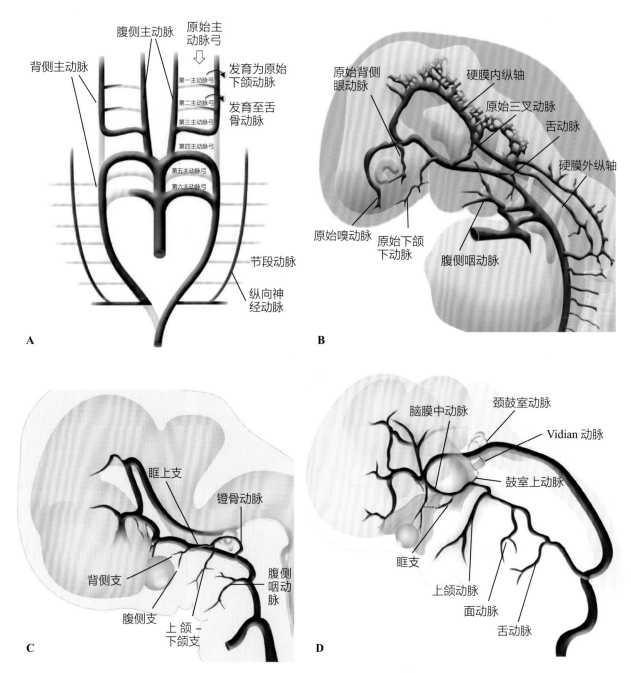

▲ 图 5-7　颈外动脉和上颌动脉发育过程示意

A. 第一和第二原始主动脉弓在头尾长（CRL）4～5mm 胚胎期开始退化；B. 原始下颌动脉从第一主动脉弓的背侧残余发展而来，舌骨动脉从第二主动脉弓的背侧残余发展而来；C. 镫骨动脉从舌骨动脉发育而来。镫骨动脉近段退化是因其眶上支、上颌 - 下颌支和腹侧咽动脉发生吻合，眶上支分出腹侧支和背侧支，分别发展为眶支和脑膜中动脉，上颌 - 下颌支发展为上颌动脉主干，成人的颈外动脉是通过重塑形成的；D. 鼓室上动脉由镫骨动脉眶上支的残余形成

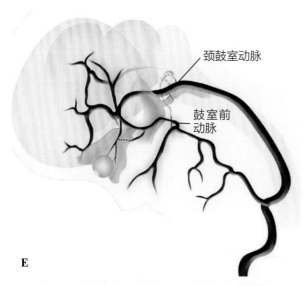

颈鼓室动脉

鼓室前动脉

E

▲ 图 5-7（续）　**颈外动脉和上颌动脉发育过程示意**
E. 鼓室前动脉由镫骨动脉上颌 – 下颌支一侧的残余形成

鼓室前动脉起源于颞下窝的上颌动脉或颞浅动脉的近段[4]。它在颞下颌关节后面上行，分为前支和后支。前支供应颞下颌关节的背侧部分，后支经岩鼓裂进入鼓室，供应鼓室腔黏膜和鼓膜。虽然它最常起源于上颌动脉（45%～78%）或颞浅动脉（20%～46%），但它也可能起源于ECA 主干的末段（4%）或其他分支的近段，包括下牙槽动脉、脑膜副动脉和脑膜中动脉。鼓室前动脉非常细，在正常人的常规血管造影中难以识别。

（二）脑膜中动脉（图 2-1、图 4-3、图 5-8和图 5-9）

脑膜中动脉（middle meningeal artery）是包括动静脉瘘和肿瘤在内的多种疾病最常见的供血血管，此类病变的动脉栓塞最常用的路径也是脑

膜中动脉，因此脑膜中动脉的解剖知识非常重要。脑膜中动脉多由上颌动脉的第一段向上发出，与脑膜副动脉共干。在翼外侧肌深面的上颌动脉第二段，脑膜中动脉和脑膜副动脉可以各自独立地从上颌动脉发出。脑膜中动脉向上、向内走行至棘孔（颅外段），然后穿过棘孔进入颅中窝。在发出小的岩窦支和海绵窦支后立即转向，它在蝶骨大翼上横向走行到达岩鳞缝（水平段）。脑膜中动脉发出的岩鳞支沿岩鳞缝上向后走行，然后沿蝶骨大翼上的脑膜中沟向前行至翼点（颞段）。它在翼点周围形成小的弯曲（翼段），然后在颅骨凸面沿冠状缝向上走行至中线（冠状段）。它的终末支是沿上矢状窦分布的旁正中动脉[1, 2]。脑膜中动脉的发出点存在一些变异，取决于胚胎期镫骨动脉眶上支发育为脑膜中动脉的过程中，胚胎血管的退化和留存情况。这种变异包括脑膜中动脉起自眼动脉、永存镫骨动脉和 Vidian 动脉[3, 5-7]（图 1-3 和图 5-7）。

脑膜中动脉的分支包括以下几种。

1. 水平段（horizontal segment）

(1) 海绵窦前支（图 5-10）：海绵窦前支（anterior cavernous sinus branch）起源于脑膜中动脉水平段近端，前内侧行至海绵窦前外侧。与圆孔动脉和眼动脉的脑膜动脉前支吻合。

(2) 海绵窦后支（图 5-9 和图 5-10）：海绵窦后支（posterior cavernous sinus branch）起源于脑膜中动脉水平段后部，在岩骨上表面向内侧走行至海绵窦后部。它与斜坡内侧动脉和咽升动脉的颈动脉支吻合。

(3) 岩骨支（图 3-6、图 5-4、图 5-9 至

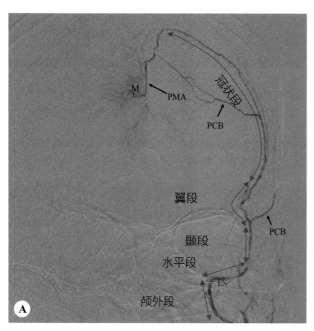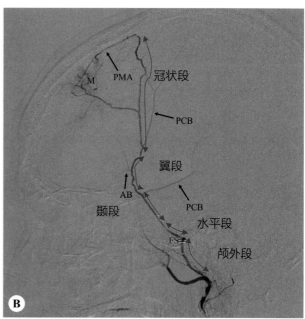

▲ 图 5-8　窦旁脑膜瘤中脑膜中动脉的各段，脑膜中动脉的正位（A）和侧位（B）图像
PCB. 后凸面支；AB. 前支；PMA. 旁正中动脉；M. 脑膜瘤；FS. 棘孔

图 5-11）：岩骨支（petrosal branch）由脑膜中动脉水平段的近段向后发出。它供应覆盖岩骨、小脑幕和横 - 乙状窦的硬脑膜，与脑膜副动脉、颈内动脉下外侧干或脑膜垂体干的小脑幕动脉和小脑前下动脉的硬脑膜分支有潜在吻合（图 5-12 和图 5-13）。岩骨支的岩浅动脉穿过面神经管，供应面神经。它与穿过茎乳管进入鼓室的茎乳动脉吻合，形成面神经弓（arcade of the facial herve）。岩浅动脉也有可能与鼓室上动脉（岩骨支进入鼓室腔的分支）、颈动脉、鼓室下动脉、脑膜副动脉的咽鼓管支、弓下动脉（小脑前下动脉的一条分支）在鼓室发生吻合。这些潜在的吻合很重要，它们有可能会成为颅神经损伤或栓塞材料意外弥散至小脑前下动脉或基底动脉的风险。

（4）岩鳞支（图 4-1、图 5-4、图 5-9 至图 5-11）：岩鳞支（petrosquamosal branch）起自脑膜中动脉水平段的远段后方。它沿岩鳞缝向后走行，分布到小脑幕外侧、颞部硬脑膜和横 - 乙状窦。在血管造影的侧位图很难将岩骨支与岩鳞支分开，但在正位图上可以很容易地将它们分开。它有时和后凸面支共干发出。

2. 颞段（temporal segment）

（1）后凸面支：脑膜中动脉发出一些后凸面支（posterior convexity branch），广泛分布于颞、顶、枕区和上矢状窦、横窦的凸面硬脑膜（图 4-3、图 5-8 和图 5-9）。它们起源于颞段和冠状段，还可能和岩鳞支从水平段共干起源。后凸面支常被用作经动脉栓塞的靶动脉，因为它的走行相对笔

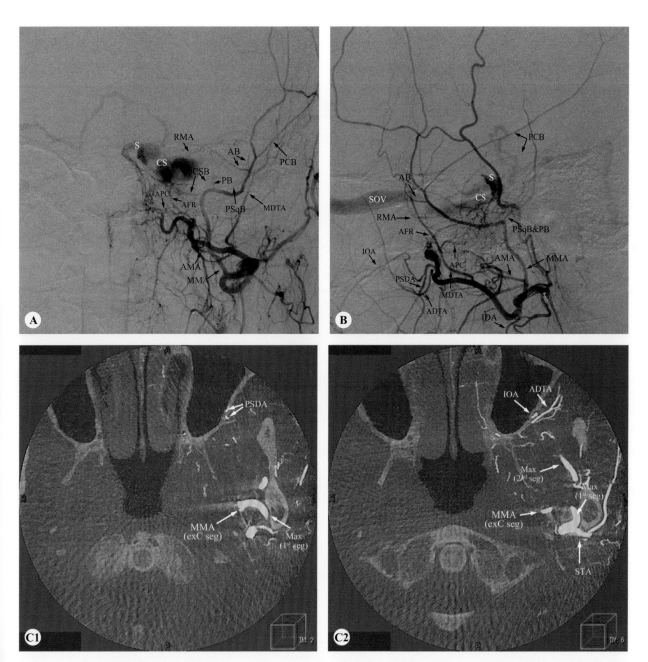

▲ 图 5-9　海绵窦硬脑膜动静脉瘘的脑膜中动脉和其他上颌动脉发出与海绵窦相关分支的血管造影解剖，左侧颈外动脉造影的正位（A）和侧位（B）、轴位（C）和矢状位（D）的 MPR 图像

STA. 颞浅动脉；TFA. 面横动脉；IAAA. 耳前下动脉；MAAA. 耳前中动脉；ZOA. 颧眶动脉；SAAA. 耳前上动脉；FB. 额支；PB. 顶叶支；M. 脑膜瘤；Max. 上颌动脉；MMA. 脑膜中动脉；PCB. 后凸面支；AB. 前支；AMA. 脑膜副动脉；Pinna B. 耳郭支；ECA. 颈外动脉；IDA. 下牙槽动脉；DPA. 腭降动脉；IOA. 眶下动脉；GPA. 腭大动脉；LPA. 腭小动脉；PSDA. 上牙槽后动脉；IB. 鼻中隔后动脉下支；ITB. 下鼻甲支；ATA. 鼓室前动脉；MDTA. 颞深中动脉；S. 瘘口；CS. 海绵窦；SOV. 眼上静脉；RMA. 脑膜返动脉；PSqB. 岩鳞支；ADTA. 颞深前动脉；AFR. 圆孔动脉；APC. 翼管动脉；pCSB. 海绵窦后支；SPA. 蝶腭动脉；FO. 卵圆孔；FS. 棘孔；FR. 圆孔；PLNA. 鼻后外侧动脉；SOF. 眶上裂

119

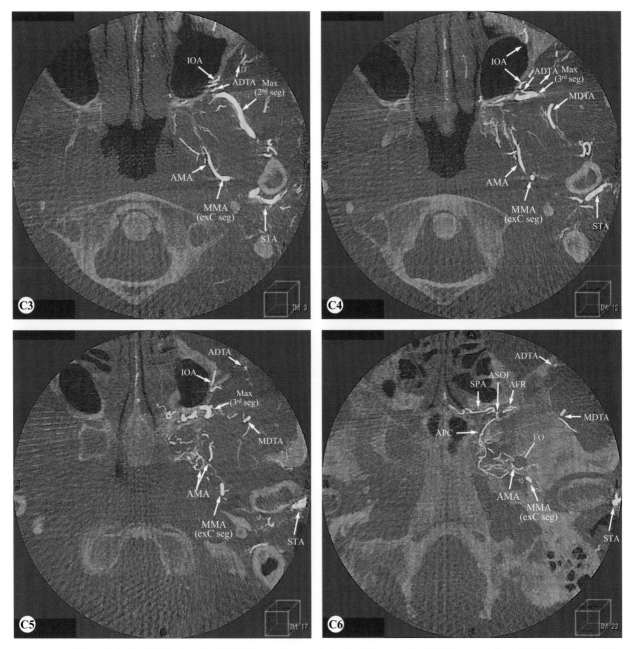

▲ 图 5-9（续） 海绵窦硬脑膜动静脉瘘的脑膜中动脉和其他上颌动脉发出与海绵窦相关分支的血管造影解剖，左侧颈外动脉造影的正位（A）和侧位（B）、轴位（C）和矢状位（D）的 MPR 图像

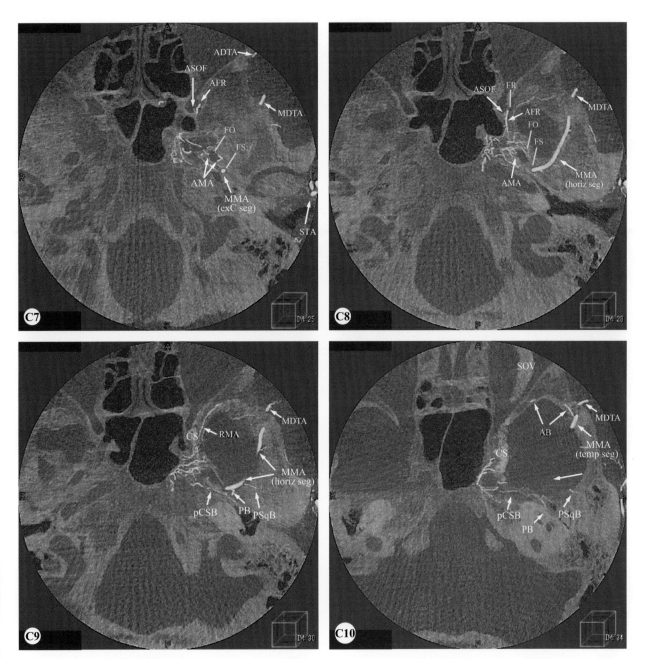

▲ 图 5-9（续）　海绵窦硬脑膜动静脉瘘的脑膜中动脉和其他上颌动脉发出与海绵窦相关分支的血管造影解剖，左侧颈外动脉造影的正位（**A**）和侧位（**B**）、轴位（**C**）和矢状位（**D**）的 **MPR** 图像

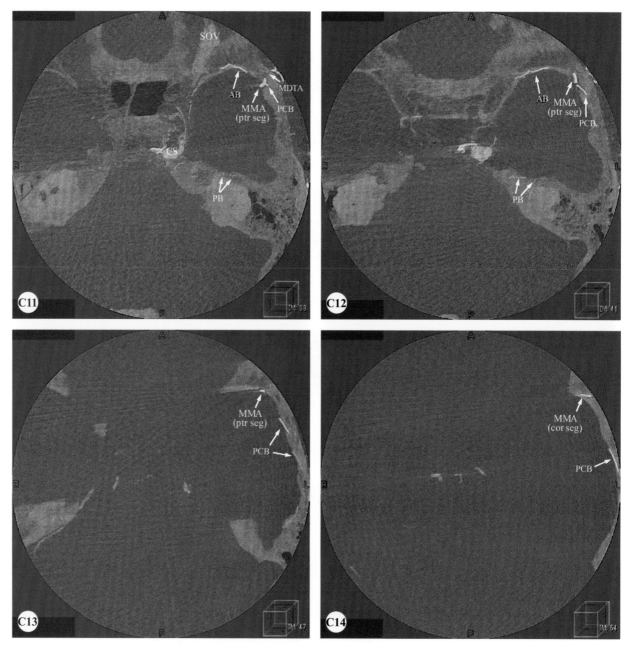

▲ 图 5-9（续） 海绵窦硬脑膜动静脉瘘的脑膜中动脉和其他上颌动脉发出与海绵窦相关分支的血管造影解剖，左侧颈外动脉造影的正位（**A**）和侧位（**B**）、轴位（**C**）和矢状位（**D**）的 **MPR** 图像

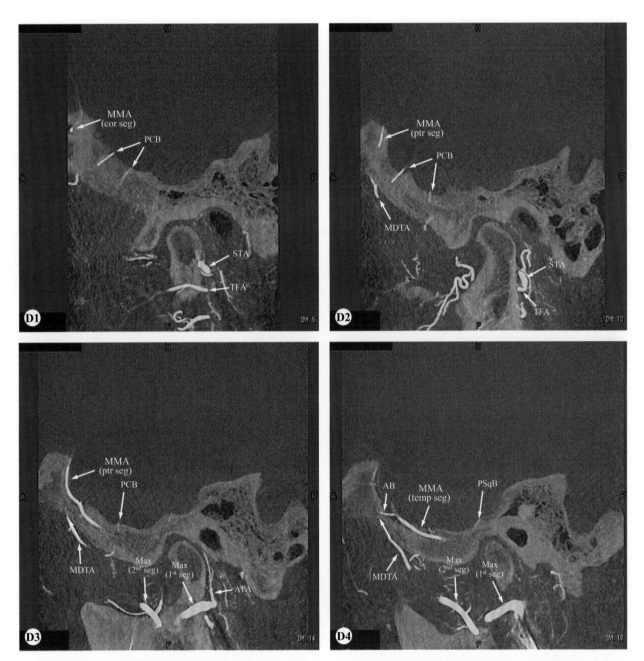

▲ 图 5-9（续）　海绵窦硬脑膜动静脉瘘的脑膜中动脉和其他上颌动脉发出与海绵窦相关分支的血管造影解剖，左侧颈外动脉造影的正位（**A**）和侧位（**B**）、轴位（**C**）和矢状位（**D**）的 **MPR** 图像

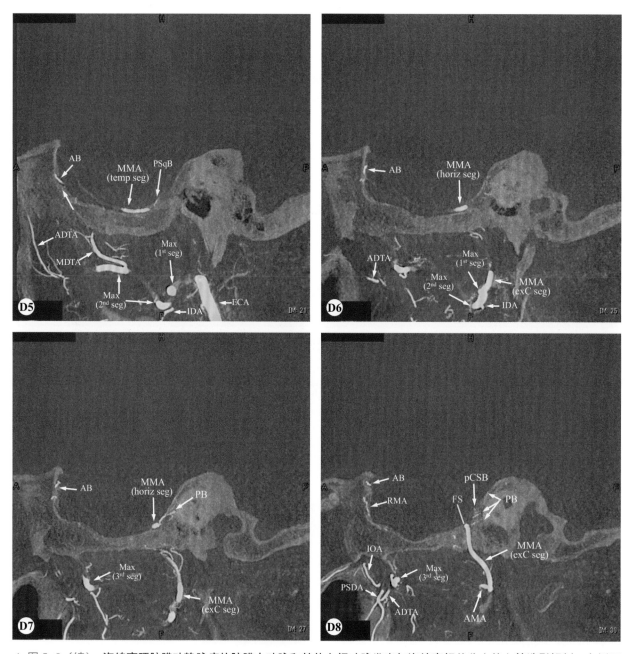

▲ 图 5-9（续）　海绵窦硬脑膜动静脉瘘的脑膜中动脉和其他上颌动脉发出与海绵窦相关分支的血管造影解剖，左侧颈外动脉造影的正位（A）和侧位（B）、轴位（C）和矢状位（D）的 MPR 图像

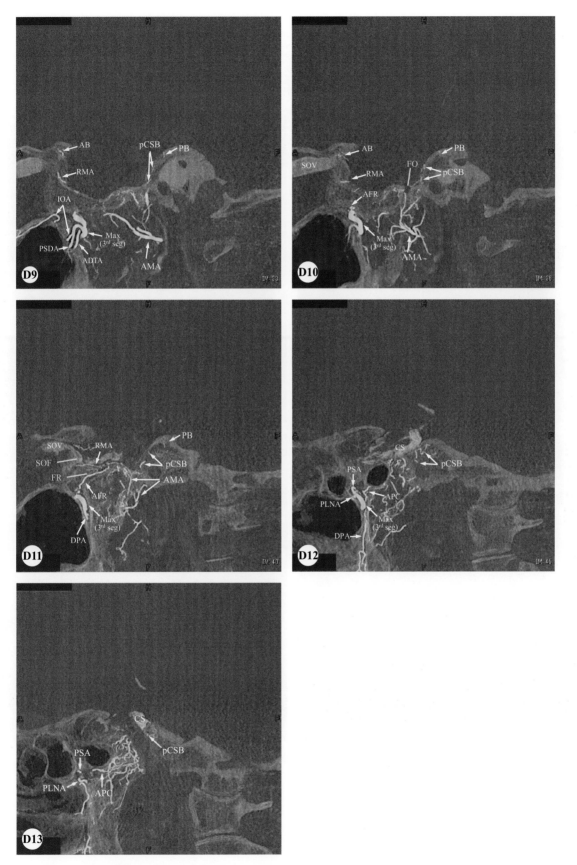

▲ 图 5-9（续） 海绵窦硬脑膜动静脉瘘的脑膜中动脉和其他上颌动脉发出与海绵窦相关分支的血管造影解剖，左侧颈外动脉造影的正位（A）和侧位（B）、轴位（C）和矢状位（D）的 MPR 图像

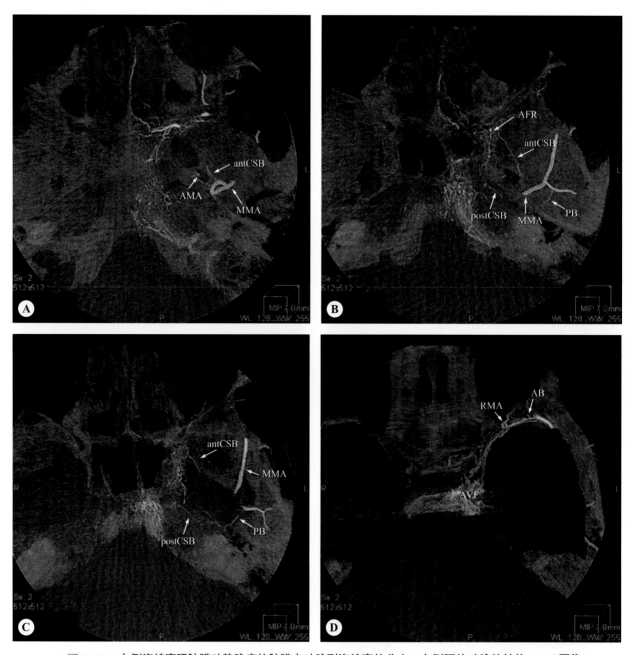

▲ 图 5-10　左侧海绵窦硬脑膜动静脉瘘的脑膜中动脉到海绵窦的分支，左侧颈外动脉的轴位 **MPR** 图像
antCSB. 海绵窦前支；MMA. 脑膜中动脉；AMA. 脑膜副动脉；PB. 岩骨支；postCSB. 海绵窦后支；AFR. 圆孔动脉；AB. 前支；RMA. 眼动脉的脑膜返动脉；AVF. 动静脉瘘

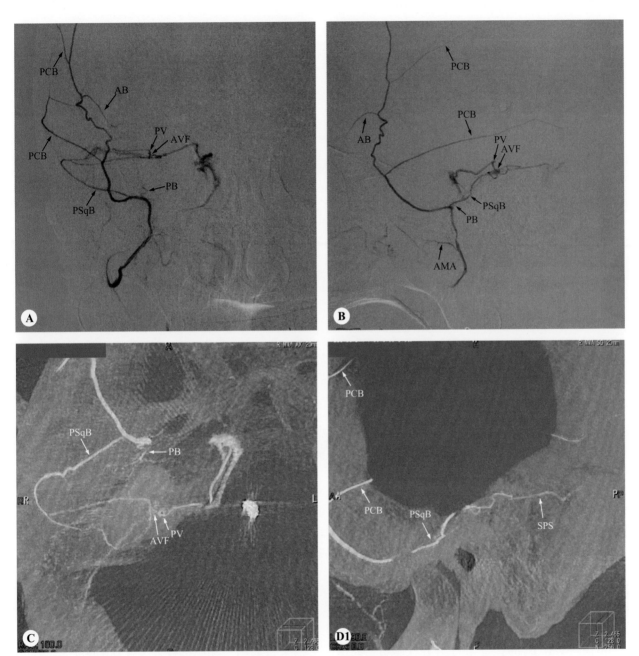

▲ 图 5-11　小脑幕（岩上）硬脑膜动静脉瘘的脑膜中动脉岩骨支和岩鳞支的血管造影解剖

右侧中脑膜血管造影的正位（A）和侧位（B）、轴位（C）和矢状位（D）的 MPR 图像，显示由岩骨支（PB）和岩鳞支（PSqB）供血的硬脑膜动静脉瘘（AVF）。AVF 通过岩静脉（PV）和岩上窦（SPS）引流。岩骨支和岩鳞支通常在血管造影的侧视图上重叠。从正面可以很容易区分这两个分支。PCB. 后凸面支；AB. 前支；AMA. 脑膜副动脉

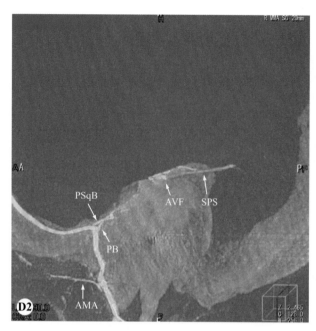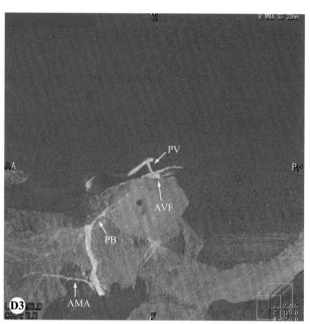

▲ 图 5-11（续） 小脑幕（岩上）硬脑膜动静脉瘘的脑膜中动脉岩骨支和岩鳞支的血管造影解剖

直，不供应颅神经（图 5-14）。但是，存在硬脑膜 AVF 和有软脑膜动脉供血富血管肿瘤时，它与来自皮质动脉外围部分的小硬脑膜分支有潜在吻合（图 5-15）。

（2）前支：前支（anterior branch）起源于颞段，沿蝶骨小翼向内侧延伸至海绵窦前部（图 5-9 和图 5-10）。它们经颅眶孔（Hyrtl 管）的脑膜泪腺动脉和经眶上裂的脑膜 - 眼动脉和（或）脑膜返动脉与眼动脉吻合（图 5-16 至图 5-19）。这些脑膜 - 眼动脉吻合作为眼睛侧支循环有着重要作用。眼睛还有其他潜在的吻合，来自分布于海绵窦侧壁的硬脑膜支，如脑膜中动脉海绵窦支、圆孔动脉和颈内动脉下外侧干。由于存在栓塞材料经这些吻合迁移的风险，在脑膜中动脉前支做栓塞手术时应特别注意这些吻合。

3. 翼段 - 冠状段（pterional segment - coronal segment）

（1）后凸面支：之前已经描述过。

（2）前支：数条前支（anterior branch）从冠状段发出，它们分布覆盖前凸面和颅前窝的硬脑膜（图 5-20 和图 5-21）。到颅前窝的前支与来自眼动脉的筛前动脉吻合。

（3）旁正中动脉：前、后旁正中动脉（paramedian artery）是脑膜中动脉的终末支。它们沿上矢状窦向前或向后走行，并与前或后镰状动脉吻合（图 5-8、图 5-21 和图 5-22）。它们还会向上矢状窦壁和大脑镰发出小分支。镰状分支与来自大脑后动脉的硬膜支（Davidoff-Schechter 动脉）和小脑上动脉在镰幕交界处的硬脑膜支（内侧硬脑膜 - 小脑幕支）有潜在的吻合（图 5-22）。

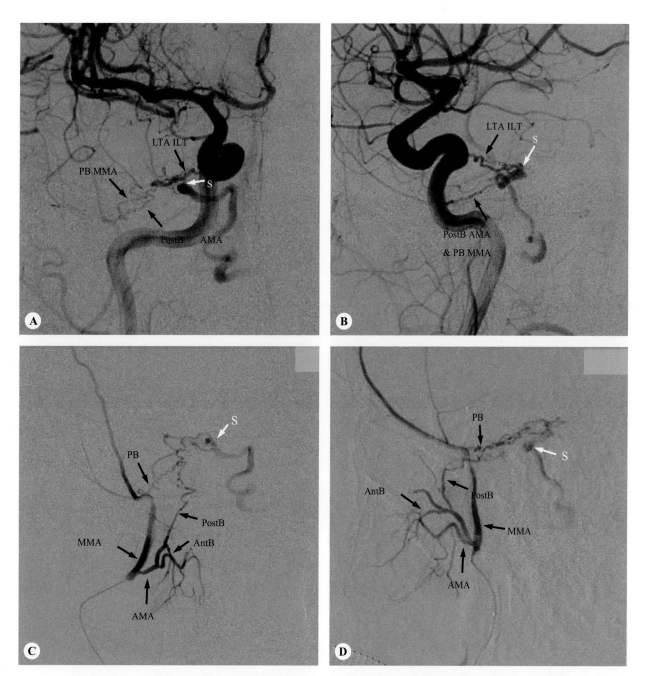

▲ 图 5-12 小脑幕（岩骨）硬脑膜动静脉瘘，颈内动脉和颈外动脉的硬脑膜支在岩骨上方的吻合

A 和 B. 右侧颈总动脉造影的正位（A）和侧位（B）图像，显示岩尖部的硬脑膜动静脉瘘（AVF），来自颈内动脉的下外侧干（ILT）的小脑幕外侧动脉（LTA）、脑膜副动脉（AMA）的后支（PostB）和脑膜中动脉（MMA）的岩骨支（PB）在瘘口汇集（S）；C 至 F. 脑膜中动脉造影的正位（C）和侧位（D）、矢状位（E）和轴位（F）的 MPR 图像，显示脑膜副动脉（AMA）的后支（PostB）通过卵圆孔（FO），然后在岩骨表面向后供应硬脑膜动静脉瘘（S），脑膜中动脉（MMA）通过棘孔进入颅中窝后，向后发出岩骨支（PB），它向后走行并与后支吻合，硬脑膜动静脉瘘汇入岩静脉和桥脑横静脉。G 和 H. 脑膜中动脉和颈内动脉造影（G）的 MPR 融合图像及脑膜副动脉后支选择性血管造影（H）显示后支（PostB）与小脑幕外侧动脉（LTA）吻合引流至岩静脉（PV）；I. 注射 NBCA– 碘油混合物后的 CT MIP 图像清楚地显示了 AMA 和小脑幕外侧动脉的分布和两者之间的吻合。AntB. 前支；APA. 咽升动脉；TB. 小脑幕支

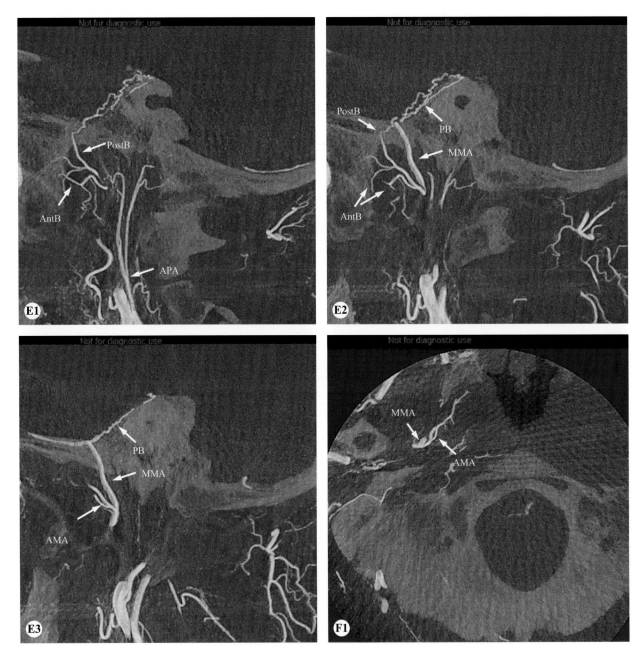

▲ 图 5-12（续） 小脑幕（岩骨）硬脑膜动静脉瘘，颈内动脉和颈外动脉的硬脑膜支在岩骨上方的吻合

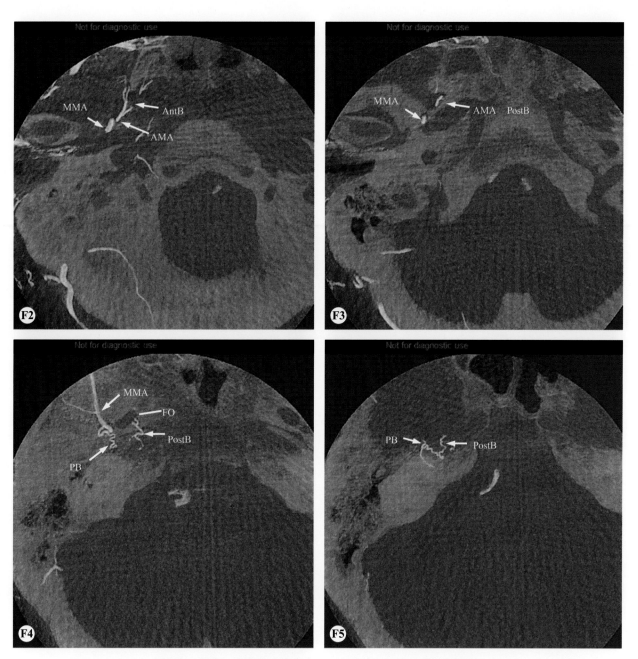

▲ 图 5-12（续）　小脑幕（岩骨）硬脑膜动静脉瘘，颈内动脉和颈外动脉的硬脑膜支在岩骨上方的吻合

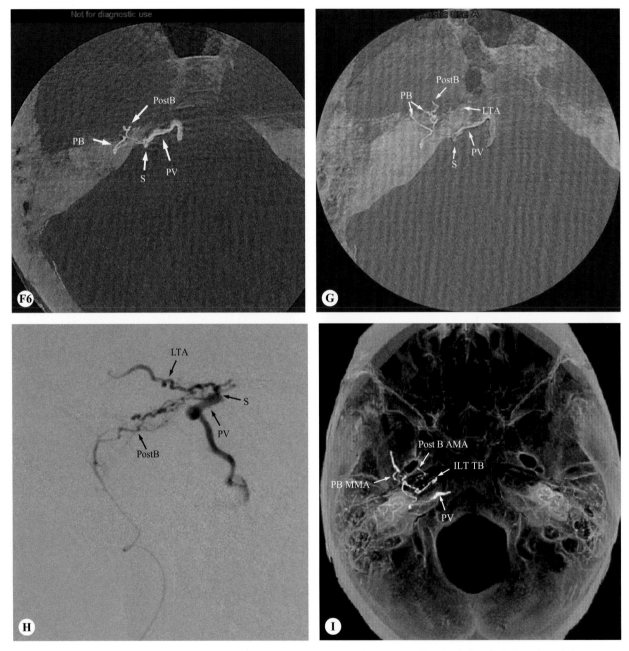

▲ 图 5-12（续） 小脑幕（岩骨）硬脑膜动静脉瘘，颈内动脉和颈外动脉的硬脑膜支在岩骨上方的吻合

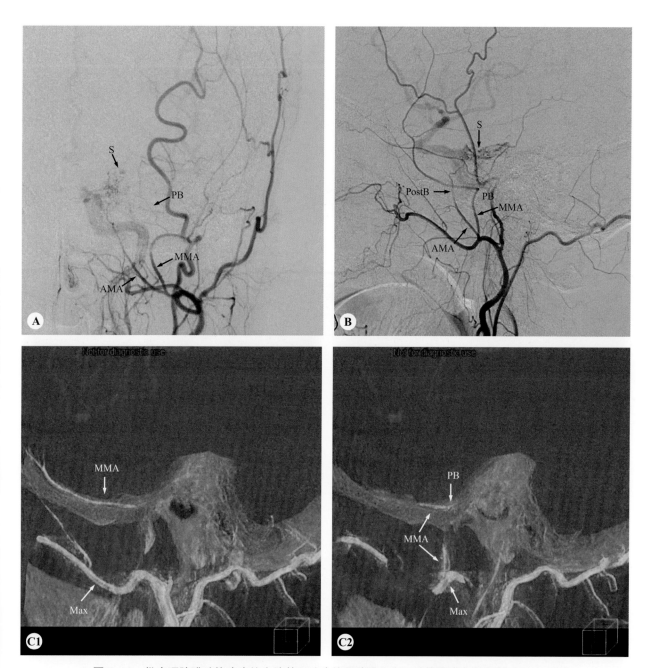

▲ 图 5–13　供应硬脑膜动静脉瘘的小脑前下动脉的硬脑膜分支，动静脉瘘由岩上窦（SPS）引流

A 至 C. 左侧颈外动脉的正位（A）、侧位（B）及矢状位（C）的 MPR 图像，显示由岩骨表面的脑膜副动脉（AMA）后支（PB）及脑膜中动脉（MMA）岩骨支（PB）供血的硬脑膜动静脉瘘（S）Max. 上颌动脉；D 至 F. 左侧椎动脉造影的正位（D）、侧位（E）及矢状位（F）的 MPR 图像，显示来自小脑前下动脉（AICA）的多个硬脑膜分支也供应该处硬脑膜动静脉瘘并汇入岩上窦（SPS），因此 AICA 和 MMA 或 AMA 的硬脑膜分支之间存在潜在的吻合；Post B. 后支；PICA. 小脑后下动脉；CT. 共干；CS. 海绵窦硬脑膜动静脉瘘

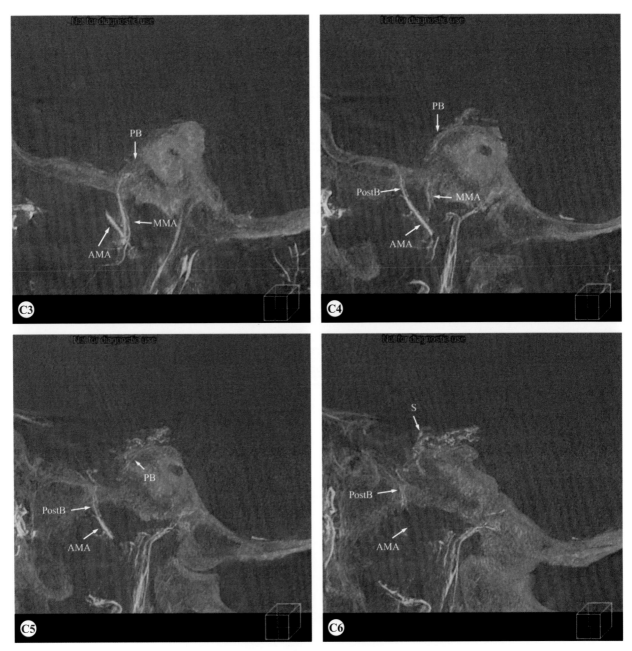

▲ 图 5-13（续） 供应硬脑膜动静脉瘘的小脑前下动脉的硬脑膜分支，动静脉瘘由岩上窦（SPS）引流

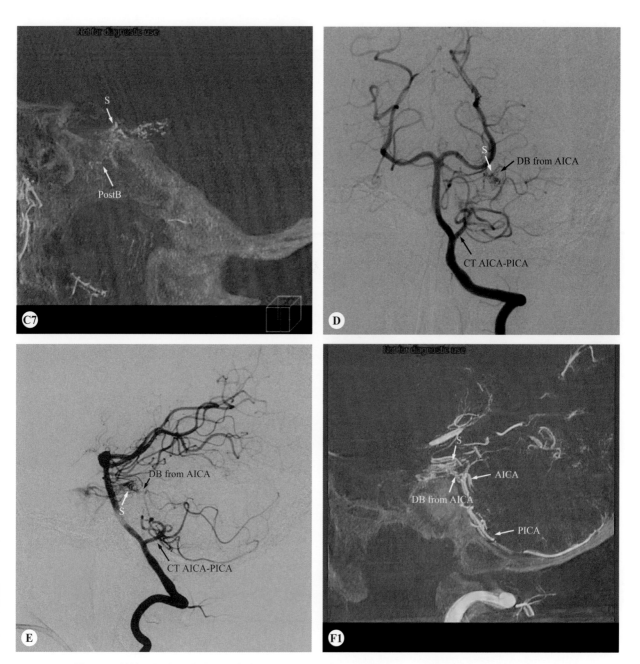

▲ 图 5-13（续）　供应硬脑膜动静脉瘘的小脑前下动脉的硬脑膜分支，动静脉瘘由岩上窦（SPS）引流

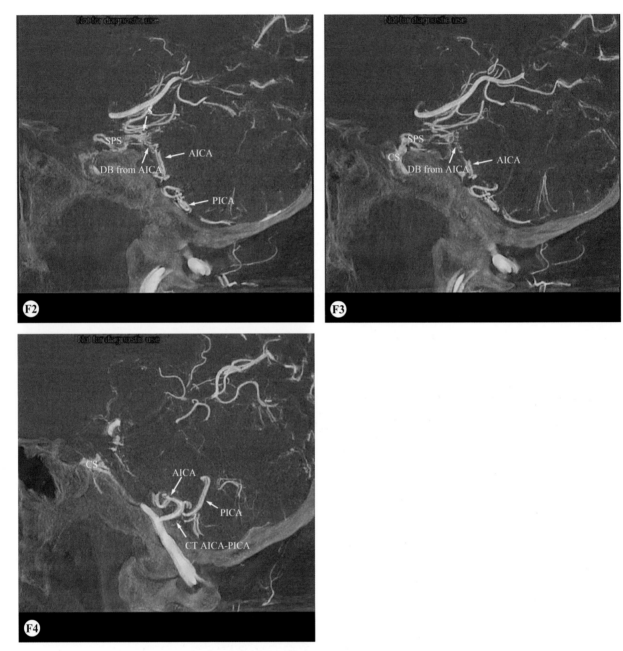

▲ 图 5-13（续） 供应硬脑膜动静脉瘘的小脑前下动脉的硬脑膜分支，动静脉瘘由岩上窦（SPS）引流

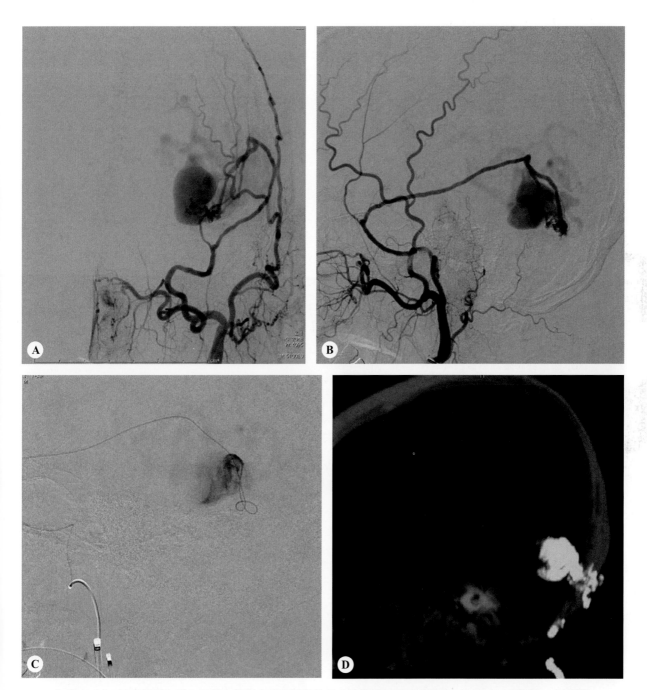

▲ 图 5-14　经后凸面支置入导管和栓塞小脑幕侧窦处的小脑幕硬脑膜动静脉瘘（与图 5-30 是同一个病例）

A 和 B. 左侧颈外动脉造影的正位（A）和侧位（B）图像，显示小脑幕硬脑膜动静脉瘘由扩张的左侧脑膜中动脉后凸面支供血，还可以看到一个大的静脉湖；C. 通过 1.6F 微导管的选择性血管造影，显示微导管通过后凸面支被置入静脉侧，该硬脑膜动静脉瘘用弹簧圈和 NBCA 栓塞；D. CT 矢状位 MPR 图像显示静脉曲张、瘘管和供血动脉中的 NBCA– 碘油混合物；E. 栓塞后左侧颈总动脉的侧位图像显示硬脑膜动静脉瘘消失

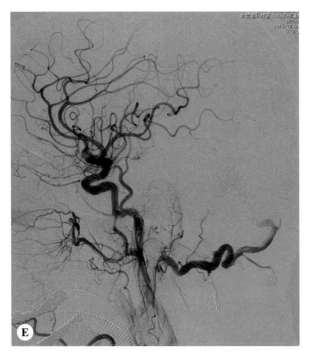

▲ 图 5-14（续） 经后凸面支置入导管和栓塞小脑幕侧窦处的小脑幕硬脑膜动静脉瘘（与图 5-30 是同一个病例）

分布于凸面和上矢状窦、横窦的脑膜中动脉周围支均可通过穿骨支与颞浅动脉、枕动脉等浅动脉吻合，还可能经小的硬脑膜/软脑膜分支与皮质动脉吻合[8]（图 5-20）。

（三）脑膜副动脉

脑膜副动脉（accessory meningeal artery）通常由脑膜中动脉颅外段向前上方发出（图 2-1、图 4-1、图 5-9、图 5-12、图 5-13 和图 5-16）。如前所述，它也可以从上颌动脉第二段的深部独立发出（图 3-4）。它分为前支和后支。前支沿咽鼓管向前上延伸，到达咽鼓管圆枕并供应相邻的咽部黏膜、骨骼和腭帆张肌。它与来自颈内动脉、Vidian 动脉、咽动脉和咽升动脉咽支的翼管动脉在颞下窝吻合[9]（图 5-23 和图 5-24）。后支向上行，经卵圆孔或 Vesalius 孔进入中颅窝。它

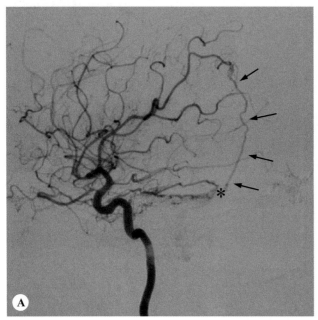
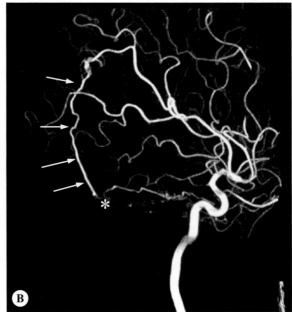

▲ 图 5-15 横窦硬脑膜动静脉瘘中大脑皮质动脉与硬脑膜动脉的吻合

右侧颈内动脉的 2D（A）和 3D（B）血管造影的侧位图像显示横窦处的硬脑膜动静脉瘘（*）。硬脑膜动静脉瘘由小脑幕外侧动脉供血。顶叶后动脉（大脑中动脉的一个分支）与脑膜中动脉的后凸面支（箭）吻合，供应硬脑膜动静脉瘘

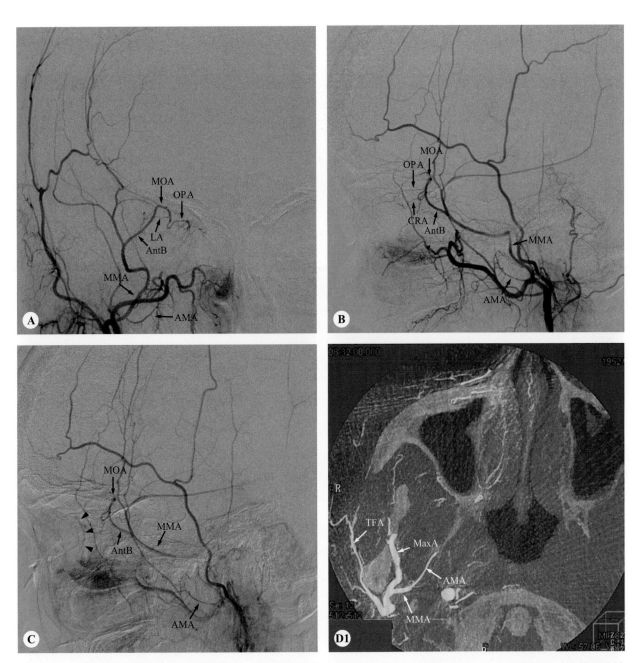

▲ 图 5-16 脑膜 - 眼动脉的血管造影解剖，右侧颈外动脉造影的正位（A）、侧位（B 和 C）及右侧颈总动脉造影的轴位（D）和矢状位（E）的 MPR 图像，右侧颈外动脉造影（C）的侧位动脉晚期图像清楚显示视网膜染色（箭）

MMA. 脑膜中动脉；AMA. 脑膜副动脉；AntB. 前支；LA. 泪腺动脉；MOA. 脑膜眼动脉；OPA. 眼动脉；CRA. 视网膜中央动脉；TFA. 面横动脉；MaxA. 上颌动脉；SPA. 蝶腭动脉；LPCA. 睫状后外侧动脉；MLA. 脑膜泪腺动脉；LMB. 外侧肌支；MMB. 内侧肌支；IOA. 眶下动脉

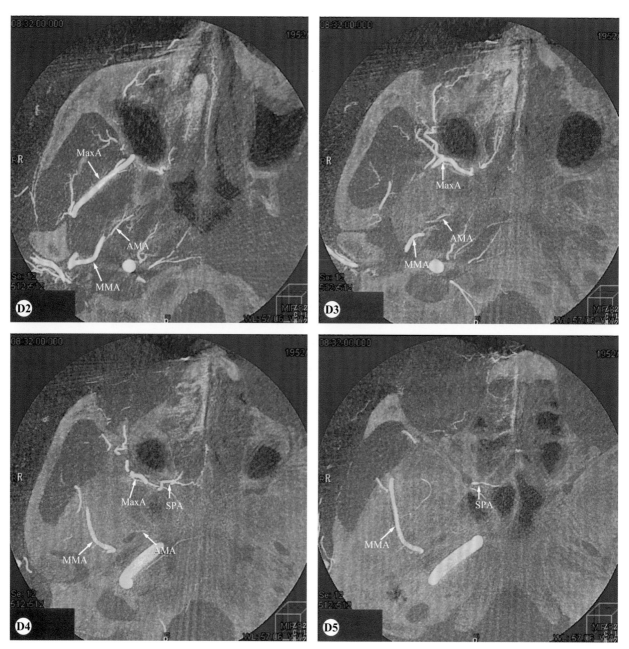

▲ 图 5-16（续） 脑膜－眼动脉的血管造影解剖，右侧颈外动脉造影的正位（**A**）、侧位（**B** 和 **C**）及右侧颈总动脉造影的轴位（**D**）和矢状位（**E**）的 **MPR** 图像，右侧颈外动脉造影（**C**）的侧位动脉晚期图像清楚显示视网膜染色（箭）

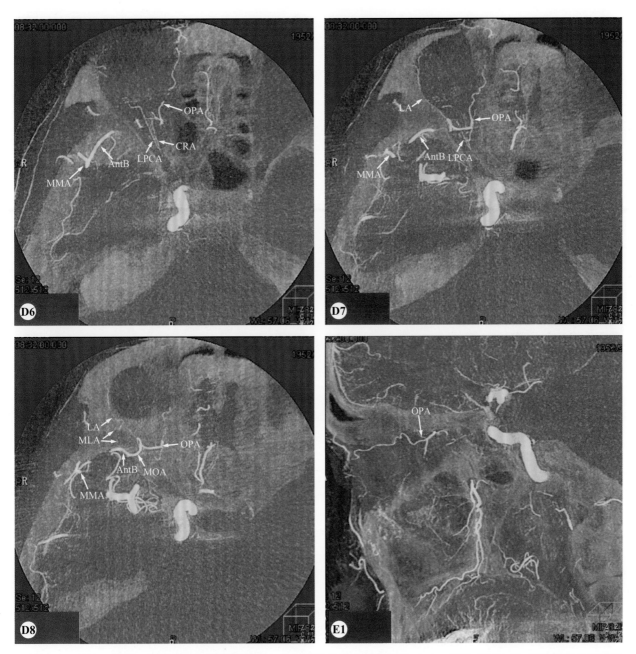

▲ 图 5-16（续）　脑膜 - 眼动脉的血管造影解剖，右侧颈外动脉造影的正位（**A**）、侧位（**B** 和 **C**）及右侧颈总动脉造影的轴位（**D**）和矢状位（**E**）的 **MPR** 图像，右侧颈外动脉造影（**C**）的侧位动脉晚期图像清楚显示视网膜染色（箭）

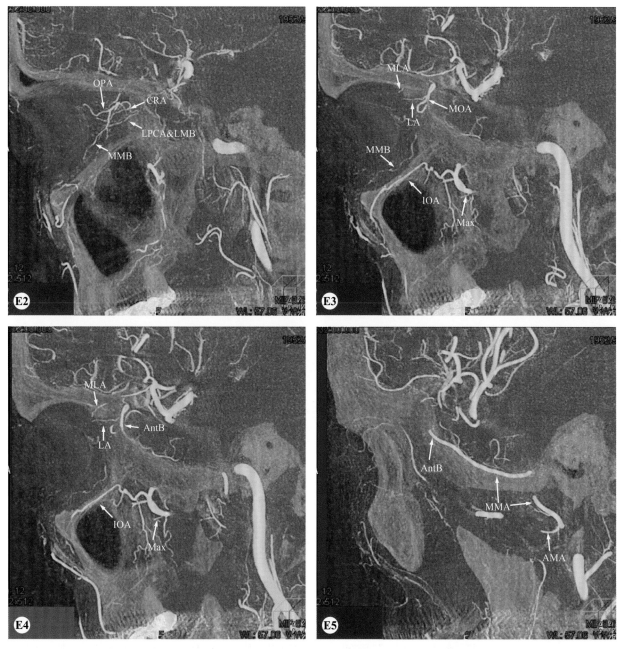

▲ 图 5-16（续） 脑膜 - 眼动脉的血管造影解剖，右侧颈外动脉造影的正位（**A**）、侧位（**B** 和 **C**）及右侧颈总动脉造影的轴位（**D**）和矢状位（**E**）的 MPR 图像，右侧颈外动脉造影（**C**）的侧位动脉晚期图像清楚显示视网膜染色（箭）

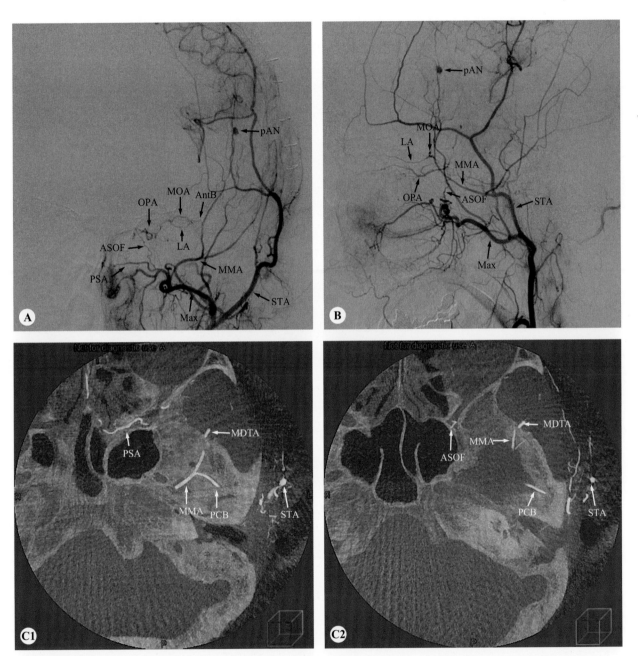

▲ 图 5-17　**STA-MCA 搭桥手术后医源性脑膜中动脉假性动脉瘤，经脑膜 – 眼动脉和眶上裂动脉的眼部供血侧支**
左侧颈外动脉造影的正位（A）、侧位（B）、轴位（C）、冠状位（D）和矢状位（E）的 MPR 图像，以及栓塞结束后选择性脑膜中动脉造影的正位（F）和侧位（G）图像，清楚显示经脑膜中动脉（MMA）前支（AntB）和脑膜眼动脉（MOA）到泪腺动脉（LA）的侧支通路，另一条侧支是来自上颌动脉第三段（Max）的眶上裂动脉（ASOF）连接到眼动脉（OPA）第一段。
pAN. 脑膜中动脉假性动脉瘤；STA. 颞浅中动脉；PCB. 后凸面支；PSA. 鼻中隔后动脉；MDTA. 颞深中动脉；SOV. 眼上静脉；MM. 内侧肌支；CRA. 视网膜中央动脉；LPCA. 睫状后外侧动脉；MPCA. 睫状后内侧动脉；MM. 内侧肌；PSA. 鼻中隔后动脉

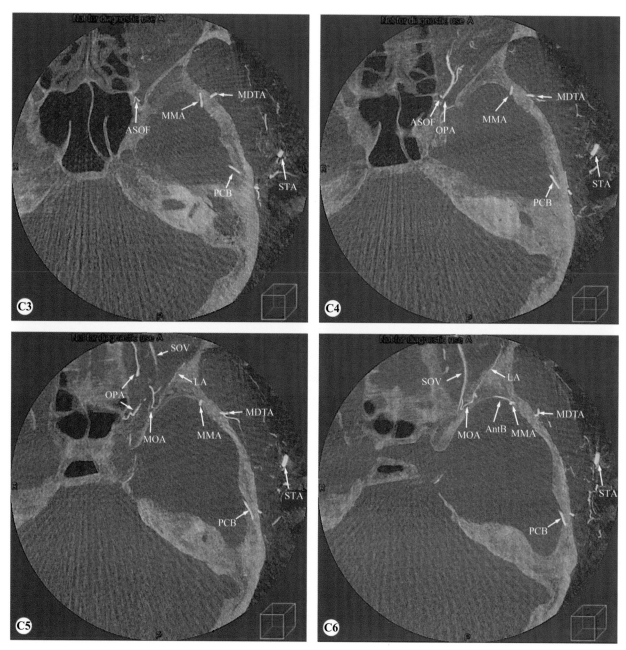

▲ 图 5-17（续） **STA-MCA** 搭桥手术后医源性脑膜中动脉假性动脉瘤，经脑膜－眼动脉和眶上裂动脉的眼部供血侧支

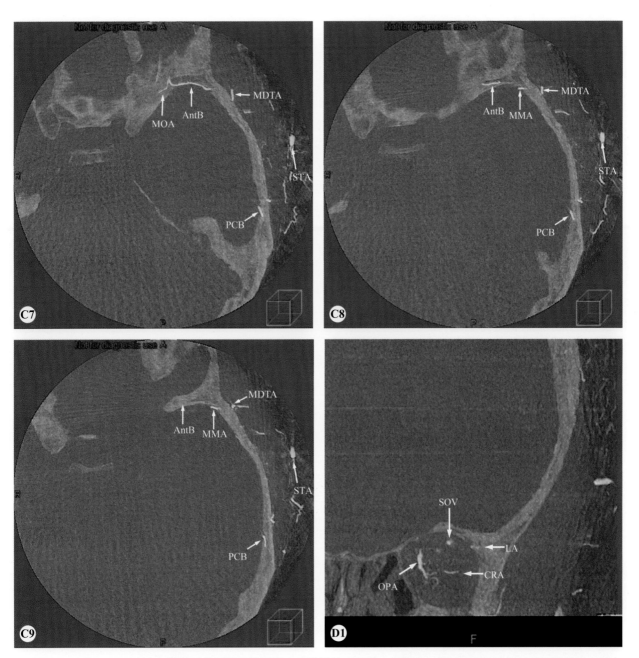

▲ 图 5-17（续） **STA-MCA** 搭桥手术后医源性脑膜中动脉假性动脉瘤，经脑膜 – 眼动脉和眶上裂动脉的眼部供血侧支

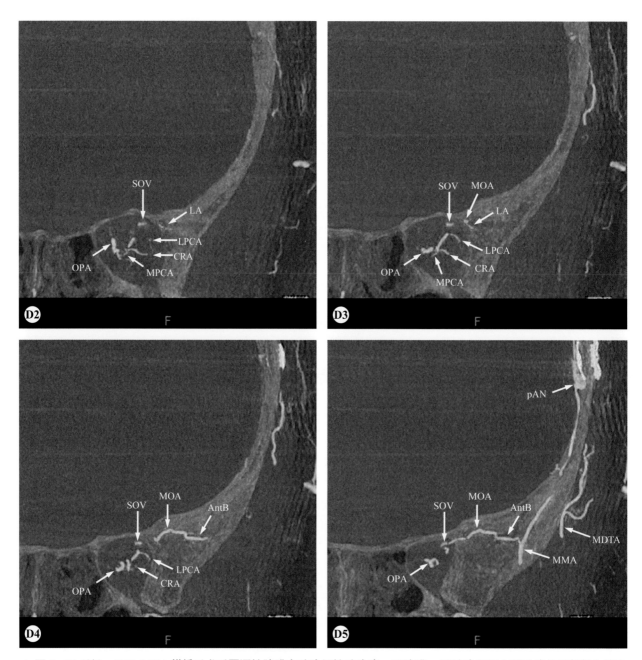

▲ 图 5-17（续） **STA-MCA** 搭桥手术后医源性脑膜中动脉假性动脉瘤，经脑膜 - 眼动脉和眶上裂动脉的眼部供血侧支

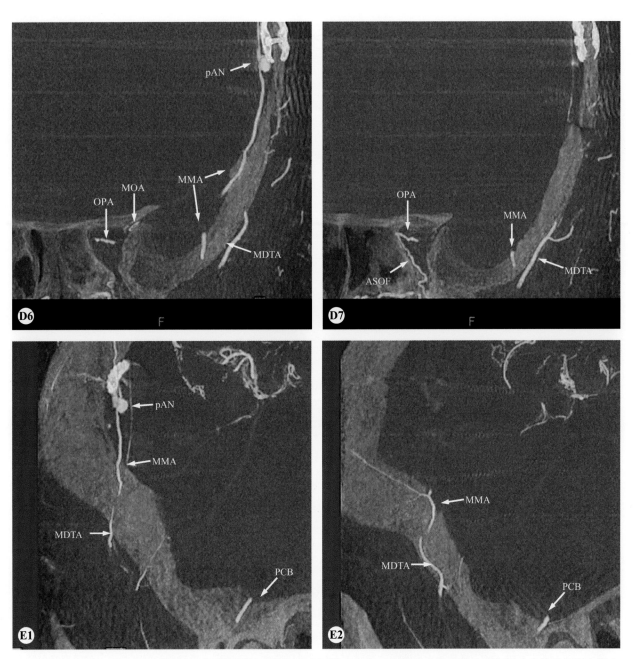

▲ 图 5-17（续）　**STA-MCA** 搭桥手术后医源性脑膜中动脉假性动脉瘤，经脑膜－眼动脉和眶上裂动脉的眼部供血侧支

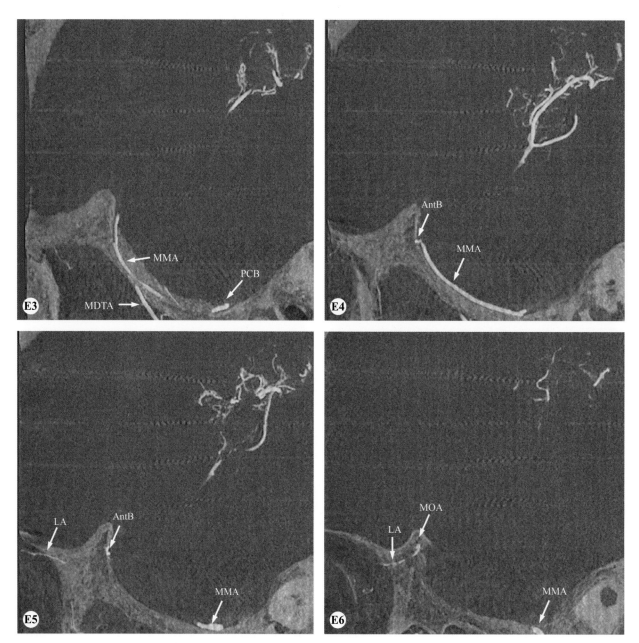

▲ 图 5-17（续） STA-MCA 搭桥手术后医源性脑膜中动脉假性动脉瘤，经脑膜 - 眼动脉和眶上裂动脉的眼部供血侧支

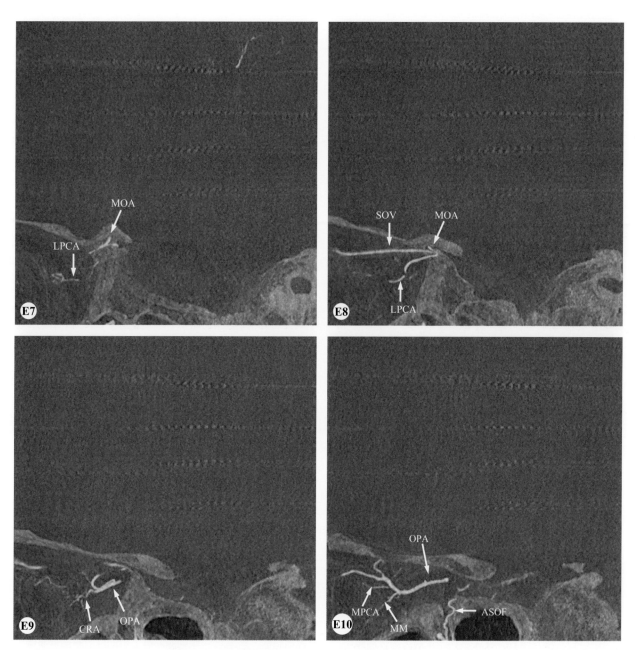

▲ 图 5-17（续）　**STA-MCA** 搭桥手术后医源性脑膜中动脉假性动脉瘤，经脑膜 – 眼动脉和眶上裂动脉的眼部供血侧支

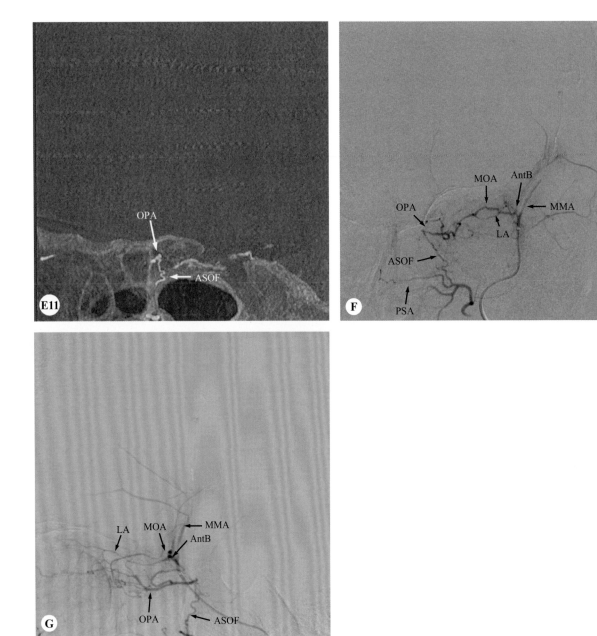

▲ 图 5-17（续） **STA-MCA** 搭桥手术后医源性脑膜中动脉假性动脉瘤，经脑膜 – 眼动脉和眶上裂动脉的眼部供血侧支

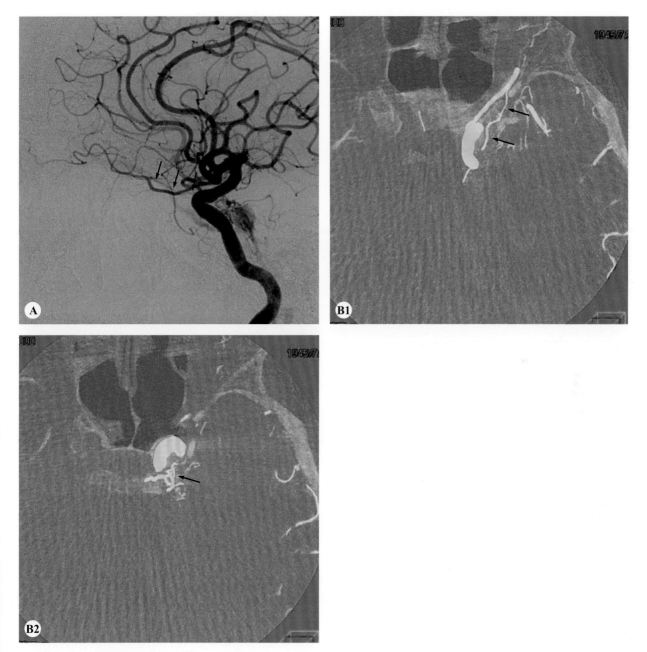

▲ 图 5-18　海绵窦硬脑膜动静脉瘘中的脑膜返动脉（箭）。左侧颈内动脉造影侧位（A）和轴位（B）的 **MPR** 图像，显示脑膜返动脉从眼动脉发出，向后穿过眶上裂，为硬脑膜动静脉瘘供血

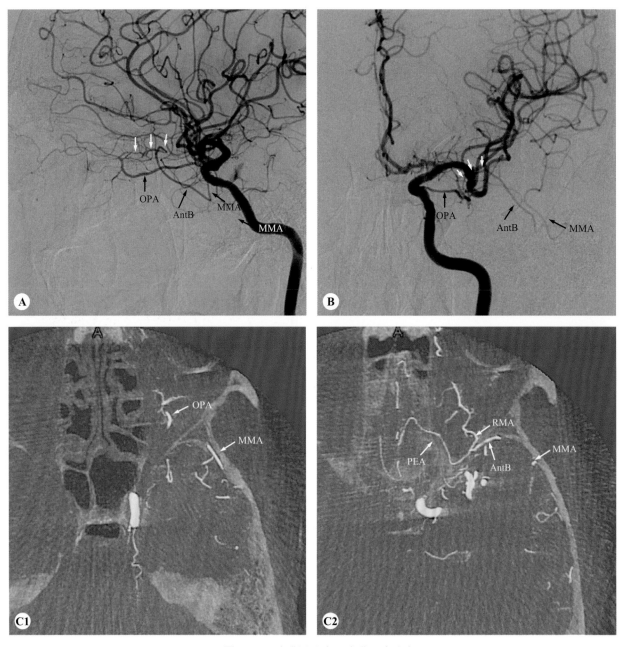

▲ 图 5-19　脑膜返动脉和脑膜泪腺动脉

左侧颈内动脉造影的正位（A）、侧位（B）及轴位（C）的 MPR 图像，显示来自眼动脉（OPA）的脑膜返动脉（白箭，图 C 中的 RMA）穿过眶上裂连接到脑膜中动脉（MMA）的前支（AntB）。MPR 图像显示了从泪腺动脉（LA）发出的脑膜泪腺动脉（MLA）到 AntB 的其他吻合。注意筛后动脉（PEA）的一种变异，即起源于脑膜返动脉

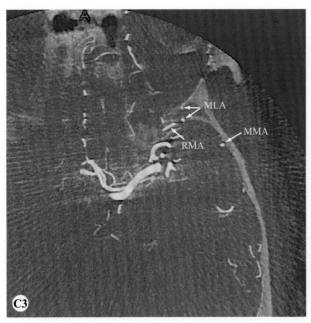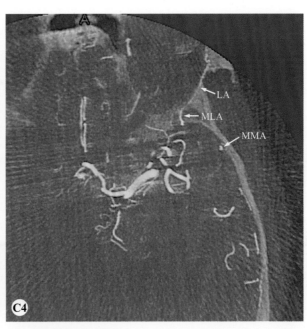

▲ 图 5-19（续）　脑膜返动脉和脑膜泪腺动脉

供应三叉神经节、邻近的硬脑膜和岩骨的上部分。后支与颈内动脉下外侧干、来自眼动脉的脑膜返动脉、脑膜中动脉的海绵状支和圆孔动脉吻合（图 5-23、图 5-25 和图 5-26）。它可能在岩骨与脑膜垂体干和小脑前下动脉的弓下动脉吻合[10]。后支常成为某些病理情况的供血动脉，包括海绵窦区或岩骨上小脑幕的硬脑膜动静脉瘘。脑膜副动脉偶尔会替代性发出下外侧干的上支。上支供应海绵窦的上壁、小脑幕和第Ⅲ～Ⅳ对颅神经（图 5-23 和图 5-27）。经脑膜副动脉栓塞时应注意这些吻合和颅神经的血供。

（四）下牙槽动脉

下牙槽动脉（inferior dental artery）起源于上颌动脉的第一段，沿下牙槽神经和下牙槽静脉向下走行（图 2-1、图 4-3 和图 5-28）。如前所述（图 1-2 和图 5-4），它通常与颞深中动脉共干起源。它通过从下颌支内侧表面的下颌管进入，然后在下颌管内向前下、向内朝颏孔走行，与牙槽神经和静脉伴行。分为切牙支和颏支两个终支。切牙支向内侧延伸至中线并与对侧对应支吻合。颏支向前延伸，通过颏孔离开下颌骨，分布在下颌。颏支与面动脉颏下支和下唇支吻合。下牙槽动脉分为两段。第一段是下颌外段，从其起点到下颌管口。第一段是可活动的，随下颌骨活动，它向翼状肌、下颌舌骨肌和舌神经发出分支。第二段穿过下颌管向牙齿和下颌骨发出多个分支（图 5-29）。

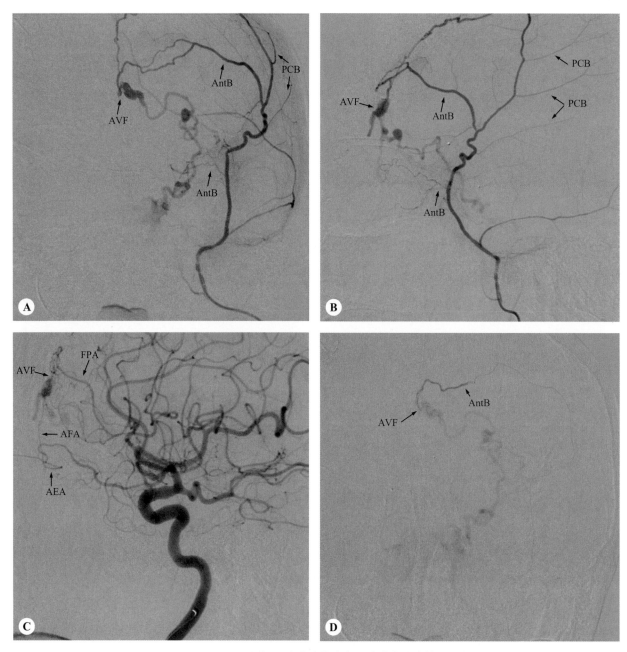

▲ 图 5-20　额部硬脑膜动静脉瘘的脑膜中动脉前支

A 和 B. 左侧脑膜中动脉造影的正位（A）和侧位（B）图像显示了来自脑膜中动脉冠状段前支（AntB）供血的硬脑膜动静脉瘘（dAVF）。dAVF 通过嗅静脉、大脑前静脉和钩回静脉引流到海绵窦。来自颞段的另一条前支供应眼眶。C. 右侧颈内动脉造影的侧位图像显示了 dAVF 来自额极动脉（FPA）的软膜支和来自筛前动脉（AEA）的镰前动脉（AFA）供血。D 和 E. 脑膜中动脉前支（AntB）选择性血管造影的正位（D）和侧位（E）图像清楚显示了 dAVF。通过脑膜中动脉前支注入 20% 的胶以封闭 dAVF；F. 栓塞后左侧颈外动脉的正位图像显示 dAVF 消失。PCB. 后凸支

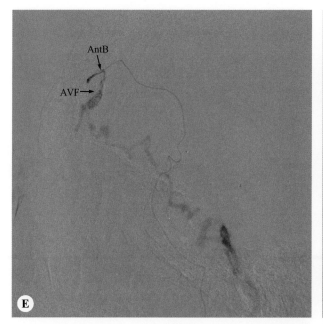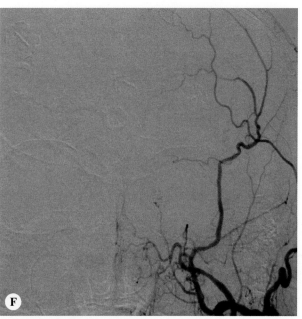

▲ 图 5-20（续）　额部硬脑膜动静脉瘘的脑膜中动脉前支

拔除磨牙时，若当牙根深达下颌管时，则有可能损伤下牙槽动脉。因此，下牙槽动脉可能是拔牙时或拔牙后大量出血的来源，在某些情况下，需要进行选择性经动脉栓塞来止血[11]（图 5-30）。

二、第二段的分支

（一）颞深中动脉

颞深中动脉（middle deep temporal artery）起自上颌动脉第二段的最近段（图 1-2、图 2-1、图 4-3、图 5-3 和图 5-9）。当上颌动脉在翼外肌的深面走行时，它常与下牙槽动脉共干发出[1, 2]（图 5-4）。它沿着颞骨的外侧面向上走行，沿途发出供应颞骨和颞肌的小分支（图 5-31）。它与颞深前动脉和颞浅动脉形成吻合（图 4-5），还与脑膜中动脉通过穿骨支吻合（图 5-32）。

（二）颞深前动脉

颞深前动脉（anterior deep temporal artery）从上颌动脉第二段远段向上发出，发出点邻近翼突外侧板（图 1-2、图 5-3 和图 5-9）。它可能与颊动脉共干发出（图 4-3 和图 5-33）。它沿着颞肌前缘向前上方走行，并供应颞肌（图 5-31 和图 5-33）。它与颞深中动脉及颞浅动脉形成吻合。它亦与眼动脉的分支有吻合[12]（图 2-10）。

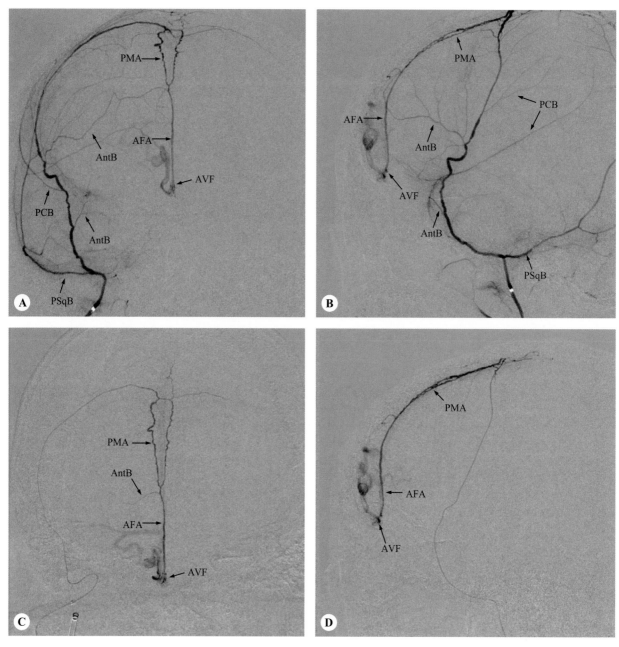

▲ 图 5-21　脑膜中动脉的旁正中动脉和前支

右侧脑膜中动脉造影的正位（A）与侧位（B），以及旁正中动脉（PMA）超选择性造影的正位（C）和侧位（D），显示颅前窝的硬脑膜动静脉瘘（AVF）。AVF 的直接供血动脉是镰前动脉（AFA），间接供血来自旁正中动脉（PMA）及脑膜中动脉冠状段的前支（AntB）。脑膜中动脉的另一前支（AntB）起自颞段并向眼眶走行。PCB. 后凸支；PSqB. 岩鳞支

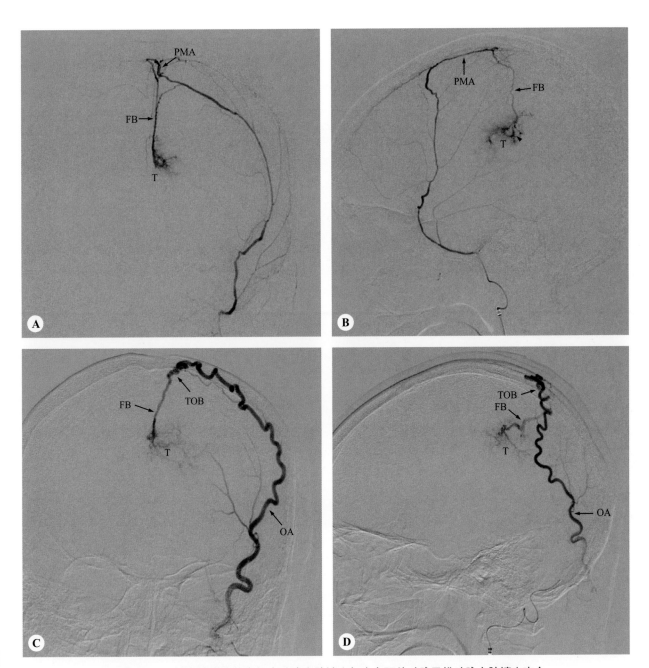

▲ 图 5-22　镰旁脑膜瘤的旁正中动脉大脑镰支与来自颈外动脉及椎动脉大脑镰支吻合

左侧脑膜中动脉造影的正位（A）和侧位（B）显示脑膜中动脉的终末支旁正中动脉（PMA）发出一大脑镰支，供应肿瘤前部（T）。图 B 中的箭头所指为大脑镰支，与来自右侧小脑上动脉的内侧硬膜 – 小脑幕支的大脑镰支（图 F 中的箭头）是同一支。左枕动脉造影的正位（C）和侧位（D）图像显示一条来自枕动脉（OA）穿骨支（TOB）的大脑镰支（FB），供应肿瘤的后部。左侧颈外动脉（E）旋转造影的矢状位 MPR 影像清楚显示了肿瘤（T）的前下部由脑膜中动脉（MMA）供血，而后部由枕动脉（OA）供血。左侧椎动脉造影的侧位像（F）显示有两条硬膜支供应肿瘤。大脑镰后动脉（PFA）与脑膜后动脉（PMA）连续，供应肿瘤后部（T）。来自内侧硬膜 – 小脑幕支（MDTB）的大脑镰分支供应肿瘤前部。经脑膜中动脉和枕动脉的两条大脑镰支用稀释胶栓塞肿瘤。栓塞术后，矢状位的 MPR CT 重建影像（G）显示大脑镰支和肿瘤血管中胶的铸形。胶铸形（彩色）和术前血管造影（白色）的融合图像（H）显示脑膜中动脉的大脑镰支和小脑上动脉的内侧硬膜 – 小脑幕支相吻合。左侧椎动脉造影（I）显示肿瘤染色消失，尽管来自椎动脉的供血动脉并没有被栓塞

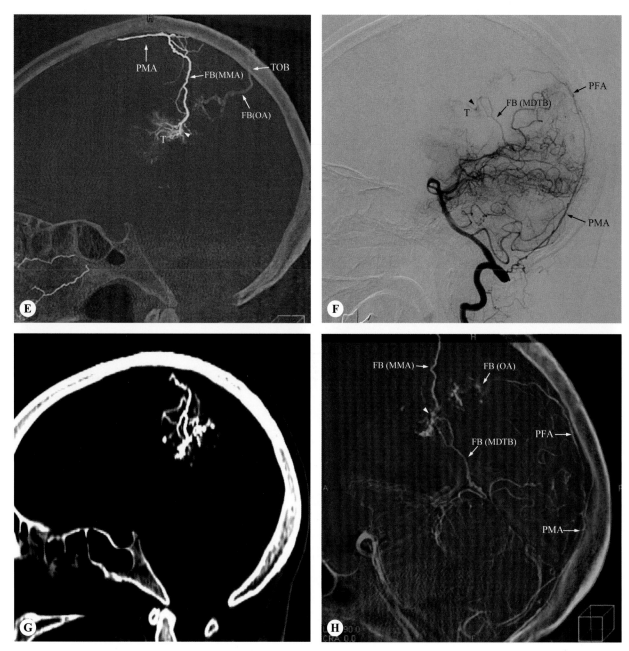

▲ 图 5-22（续） 镰旁脑膜瘤的旁正中动脉大脑镰支与来自颈外动脉及椎动脉大脑镰支吻合

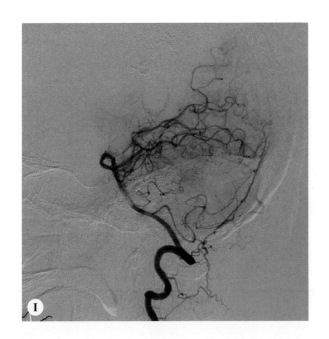

▲ 图 5-22（续）　镰旁脑膜瘤的旁正中动脉大脑镰支与来自颈外动脉及椎动脉大脑镰支吻合

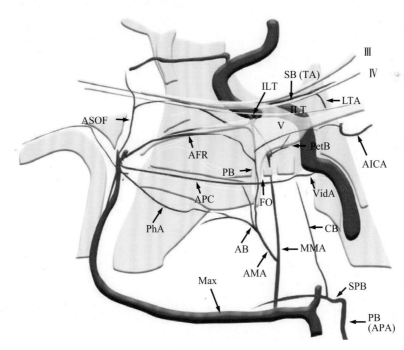

▲ 图 5-23　脑膜副动脉的颅内外吻合支的示意

脑膜副动脉（AMA）的前支（AB）供应咽部，并与咽动脉（PhA）、起自上颌动脉（Max）第三段的翼管动脉（APC）及起自颈内动脉的 Vidian 动脉（VidA）吻合。咽升动脉（APA）的颈支（CB）。AMA 的后支穿卵圆孔（FO）进入颅中窝，供应硬膜和三叉神经（V）。后支在海绵窦处和下外侧干（ILT）的后内侧支、圆孔动脉（AFR）相吻合。它亦与脑膜中动脉（MMA）的岩骨支（PetB）、来自 ILT 的小脑幕外侧动脉（LTA）、来自小脑前下动脉（AICA）的弓下动脉在岩骨表面相吻合。ILT 的上支（SB）有时从脑膜副动脉发出。ASOF. 眶上裂动脉；SPB. 上咽支；Ⅲ. 动眼神经；Ⅳ. 滑车神经

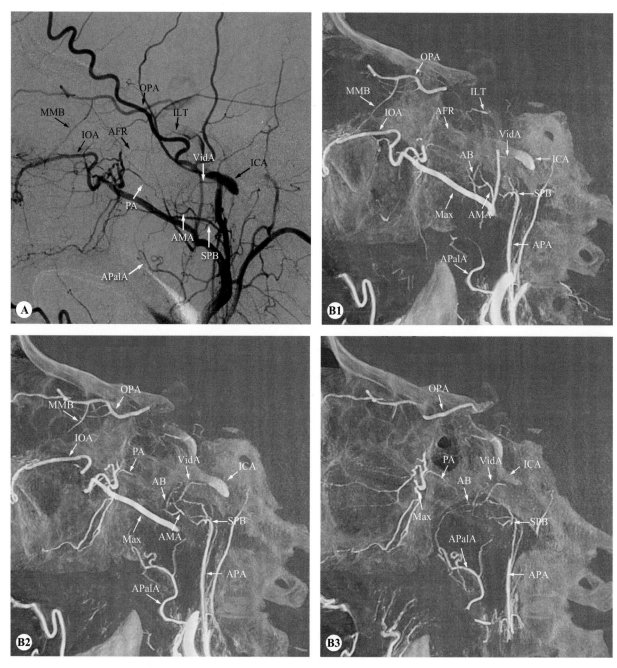

▲ 图 5-24　左侧颈内动脉闭塞中咽部的动脉吻合

左侧颈总动脉造影的侧位（A）、矢状位（B）和冠状位（C）的 MPR 影像，显示颈外动脉系统的多条咽部分支经过 Vidian 动脉（VidA）向颈内动脉（ICA）供血。咽部血管网由来自上颌动脉（Max）第三段的咽动脉（PA）、脑膜副动脉（AMA）的前支（AB）、咽升动脉（APA）的上咽支（SPB）、腭升动脉（APalA）以及 Vidian 动脉组成，作为颈内动脉供血的侧支通路。其他侧支还有眶下动脉（IOA）经内侧肌支（MMB）向眼动脉（OPA）供血，以及来自圆孔动脉（AFR）向下外侧干（ILT）供血

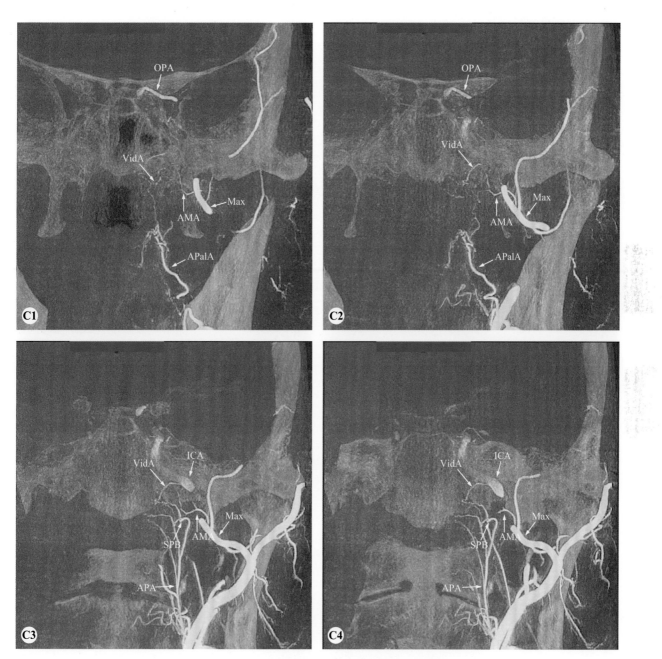

▲ 图 5-24（续） 左侧颈内动脉闭塞中咽部的动脉吻合

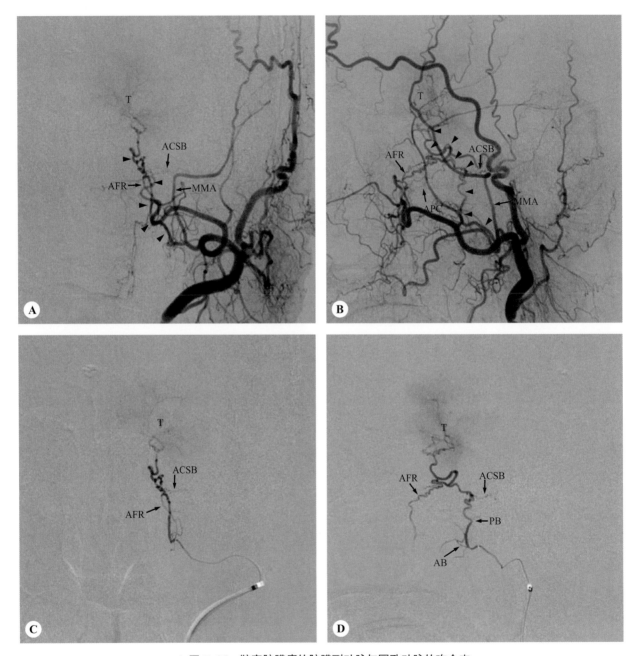

▲ 图 5-25　鞍旁脑膜瘤的脑膜副动脉与圆孔动脉的吻合支

左侧颈外动脉造影和选择性脑膜副动脉造影的正位（A）和侧位（B）图像，显示明显扩张的脑膜副动脉（箭头）及圆孔动脉（AFR）供应肿瘤（T）。脑膜副动脉的后支（PB）上行穿过圆孔并与圆孔动脉和脑膜中动脉（MMA）的前海绵窦前支（ACSB）相吻合。APC. 翼管动脉；AB. 前支

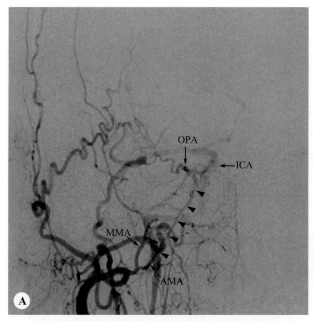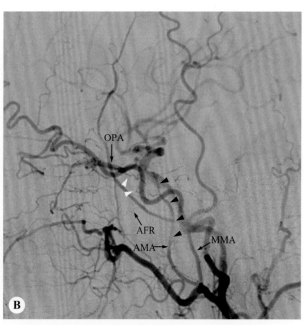

▲ 图 5-26　右侧颈内动脉重度狭窄的血管影像，显示脑膜副动脉与颈内动脉和眼动脉在颅内发生吻合

右侧颈总动脉造影的正位（A）和侧位（B）图像显示一粗大的吻合血管（箭头），发自脑膜副动脉（AMA）后支，经由下外侧干向颈内动脉（ICA）供血。尚可见另一侧支（图 B 中的白箭头），发自脑膜副动脉和圆孔动脉（AFR），经过 ILT 到达眼动脉（OPA）。MMA. 脑膜中动脉

（三）翼肌支

翼肌支（pterygoid branches）是上颌动脉第二段向下方发出的小分支，这些小分支供应翼内肌和翼外肌肉。

（四）咬肌动脉

咬肌动脉（masseteric artery）起自上颌动脉第二段的近段。它向外侧走行，绕过冠突和髁突之间的上颌切迹，进入咬肌的深面（图 2-1）。它供应咬肌的内侧，并与面动脉及面横动脉的深部咬肌支发生吻合。

（五）颊动脉

颊动脉（buccal artery）起自上颌动脉第二段的远段。它向斜下方走行，供应颊黏膜、颊肌、腮腺管和这些结构表面的皮肤（图 2-1）。它与面动脉的升支、面横动脉的上咬肌支之间有吻合（图 5-34）。

三、第三段的分支

（一）上牙槽后动脉

上牙槽后动脉（posterior superior dental artery）

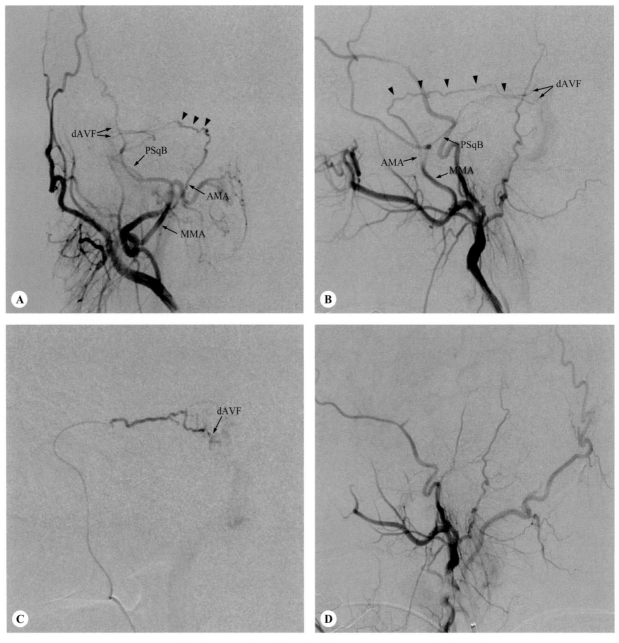

▲ 图 5-27　解剖变异：横窦硬脑膜动静脉瘘的下外侧干上支从脑膜副动脉发出

颈外动脉造影的正位（A）和侧位（B）图像显示横 - 乙状窦交界的硬脑膜动静脉瘘（dAVF）。该 dAVF 由脑膜副动脉（AMA）后支的上支和脑膜中动脉（MMA）的岩鳞支（PSqB）供血。上支超选择性造影的侧位显示 dAVF。用胶（20% NBCA）栓塞，栓塞后的颈外动脉造影显示 dAVF 消失。但是，栓塞后出现了持续数月的滑车神经麻痹

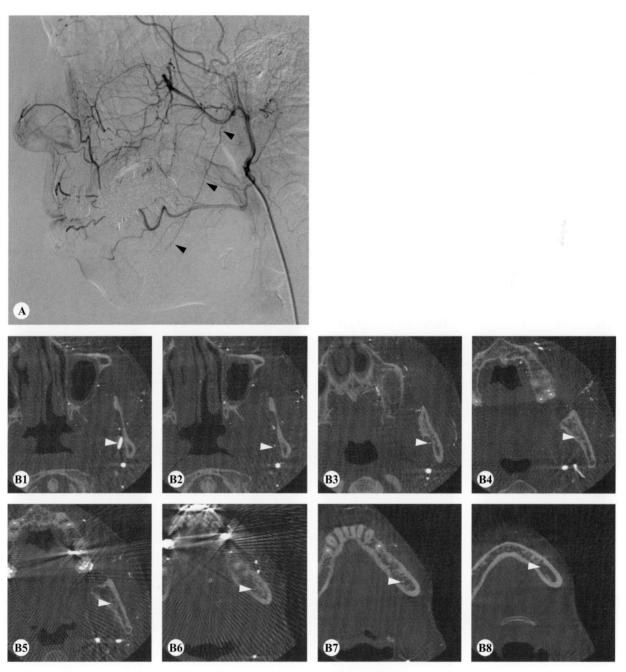

▲ 图 5-28　下牙槽动脉的影像解剖

A. 下牙槽动脉起自上颌动脉的第一段，向前下走行；B.3D 旋转颈外动脉造影轴位重建图像显示下牙槽动脉的走行（图片依次为从头侧到尾侧）。从上颌动脉第一段发出后，下牙槽动脉在下颌骨内侧向下走行（下牙槽动脉的第一段），经下颌孔进入下颌管，在下颌管内朝颏孔走行（第二段）

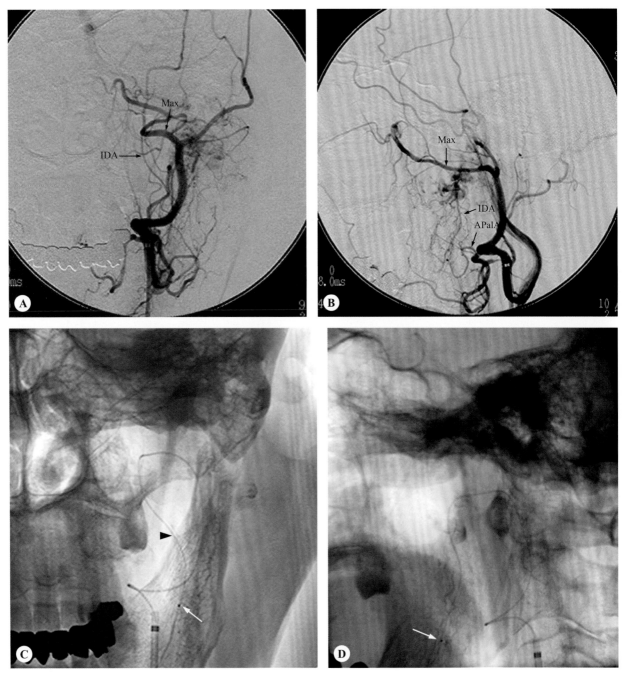

▲ 图 5-29　下牙槽动脉供血的下颌颈肿瘤

左侧颈外动脉造影的正位（A）和侧位（B）图像，显示肿瘤明显染色，由来自下牙槽动脉（IDA）的多条分支供血。上颌动脉（Max）的第一段被肿瘤轻微往上推，下牙槽动脉的第一段（下颌外部）则被往内推。置入微导管（箭）后曝光的正位（C）和侧位（D）图像，显示微导管穿过下颌孔（箭），被置入下颌管内的下牙槽动脉第二段。下牙槽动脉超选择性造影的正位（C）和侧位（D）显示多条骨支供应下颌颈处的肿瘤。APalA. 腭升动脉

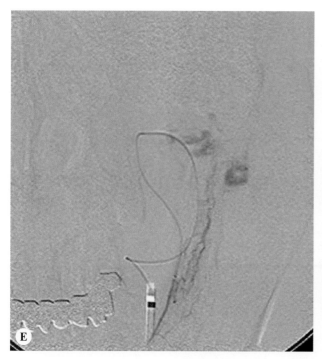 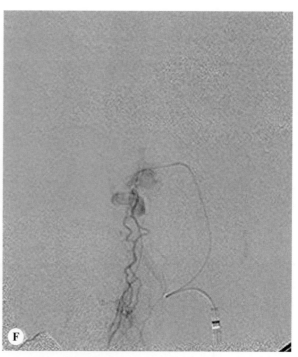

▲ 图 5-29（续）　下牙槽动脉供血的下颌颈肿瘤

起自上颌动脉第三段（翼腭段）的最近段，经常和眶下动脉共干起源[1, 2]。它在上颌骨侧面的前下方走行（图 5-35）。发出鼻窦支供应上颌骨、上颌窦黏膜，发出细小的侧降支供应颊黏膜、颊肌，然后在上颌骨内的上牙槽管内向切牙孔走行[13]。它在上颌窦周边与眶下动脉、在脸颊与面横动脉或面动脉、在切牙孔周边和腭降动脉发生吻合。和下牙槽动脉类似，上牙槽后动脉可能在拔除磨牙时遭受损伤，成为大出血的来源（图 5-36）。

（二）眶下动脉

眶下动脉（infraorbital artery）起自上颌动脉第三段近段的前上方（图 5-2 和图 5-3）。它经常和上牙槽后动脉共干起源（图 5-4）。在上颌窦后壁背侧表面，它先上升一小段距离，然后转向前通过眶下裂进入眶内（图 5-37），在进入眼眶前发出小分支到上颌骨后部和上颌窦[13]。在眶底壁上、眶下沟内，它向前走行，发出小分支供应眶底、邻近肌肉，并和眼动脉的下肌支吻合（图 5-38 和图 5-39）。它接着向前下走行，通过下眼睑下方的眶下管出眼眶，然后分成几条终末支，包括眼睑升支、降肌支和浅表支。眼睑升支和颞浅动脉、眼动脉吻合（图 5-39）。其他终末支和面动脉和（或）面横动脉吻合（图 2-10、图 5-38 至图 5-40）。

（三）圆孔动脉

上颌动脉的三条分支，包括圆孔动脉（artery of the foramen rotundum）、翼管动脉和咽动脉，

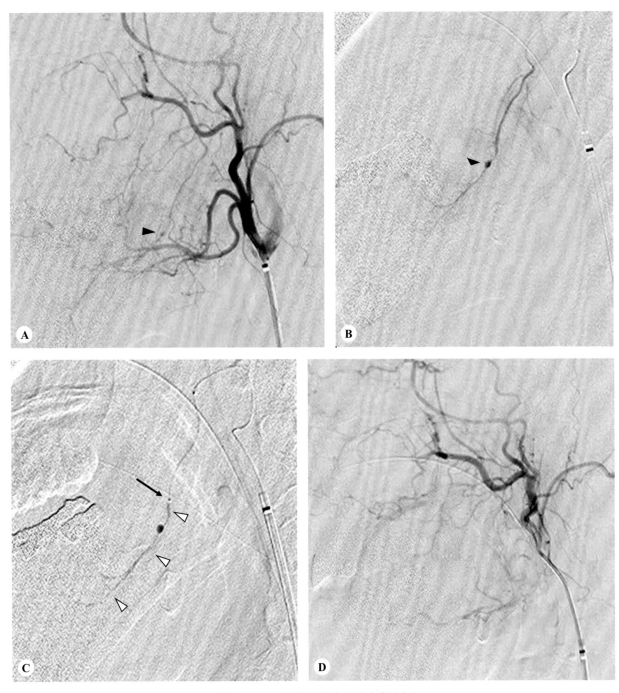

▲ 图 5-30　一例磨牙拔除术后动脉性出血

A 至 C. 颈外动脉造影的侧位（A）和下牙槽动脉的超选择性造影（B）图像证实在下牙槽动脉（C）的主干有一个假性动脉瘤（箭头）。将微导管引导至假性动脉瘤的近端，并用胶（25% NBCA– 碘油混合）栓塞（箭头），箭指向微导管尖。D. 栓塞后的颈外动脉造影侧位证实假性动脉瘤消失

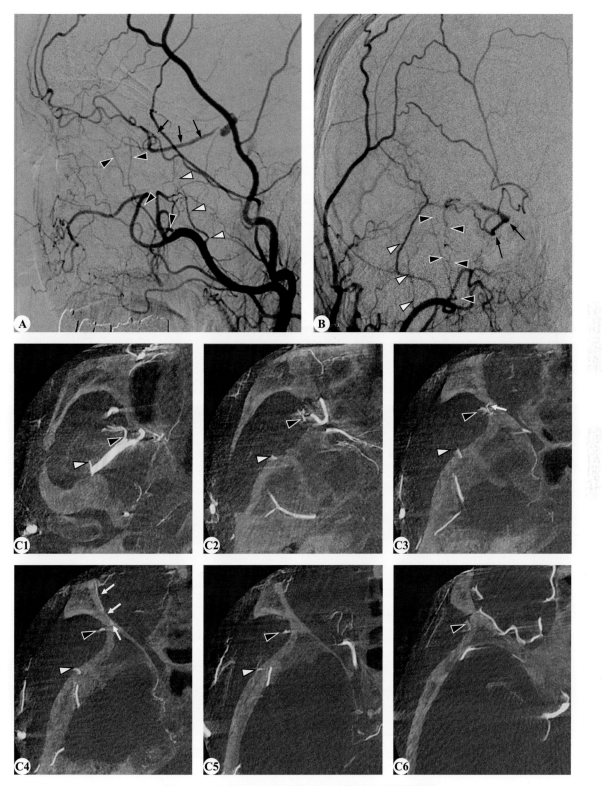

▲ 图 5-31　右侧颈内动脉闭塞患者的颞深动脉影像解剖

A 和 B. 右侧颈总动脉造影的正位（A）和侧位（B）显示颞深前、颞深中动脉起自上颌动脉的第二段。颞深中动脉从第二段发出，朝前上走行（白箭头），而颞深前动脉从第二段的远部发出（黑箭头）。注意血流经颞深前动脉和颞浅动脉逆向充盈眼动脉（箭）。C. 右侧颈总动脉轴位的 MPR 图像（从头侧到尾侧排列）显示颞深前 / 颞深中动脉。颞深中动脉从上颌动脉的第二段发出，在颞骨外表面朝前上走行，发出肌支供应颞肌（白箭头）。它和颞深前动脉有潜在吻合。颞深前动脉起自第二段的远部，沿着颞肌的前表面朝上走行（黑箭头）。注意它在颧颞孔和泪腺动脉吻合（白箭）

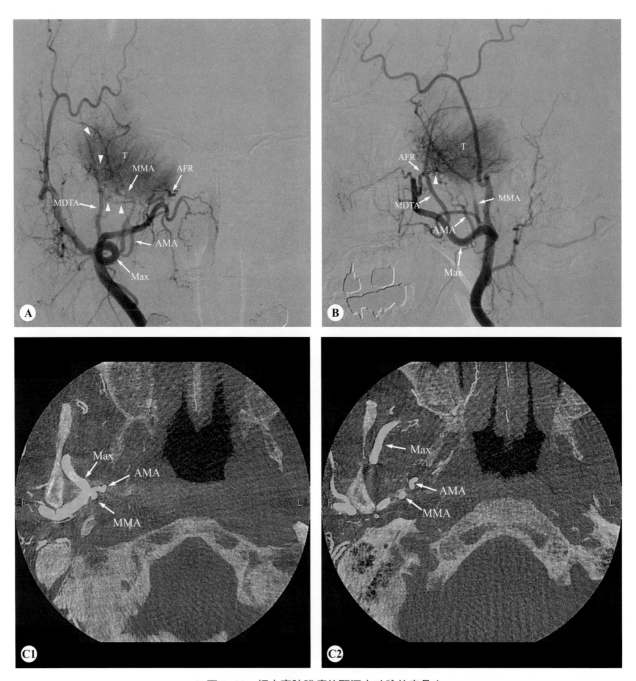

▲ 图 5-32　颅中窝脑膜瘤的颞深中动脉的穿骨支

右侧颈外动脉造影的正位（A）和侧位（B）、轴位（C）和冠状位（D）的 MPR 图像，以及颞深中动脉超选择性造影的正位（E）和侧位（F）图像，可见一个明显染色的肿瘤（T），由来自脑膜中动脉（MMA）、脑膜副动脉（AMA）和圆孔动脉（AFR）的多条分支供血。颞深中动脉（MDTA）发出多条穿骨支（白箭头），和脑膜中动脉、脑膜副动脉发生吻合并给肿瘤供血。Max. 上颌动脉

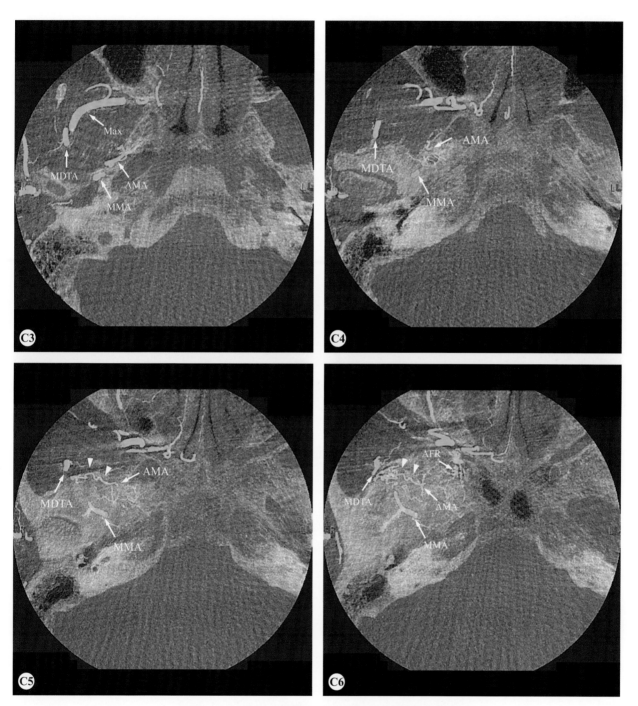

▲ 图 5-32（续）　颅中窝脑膜瘤的颞深中动脉的穿骨支

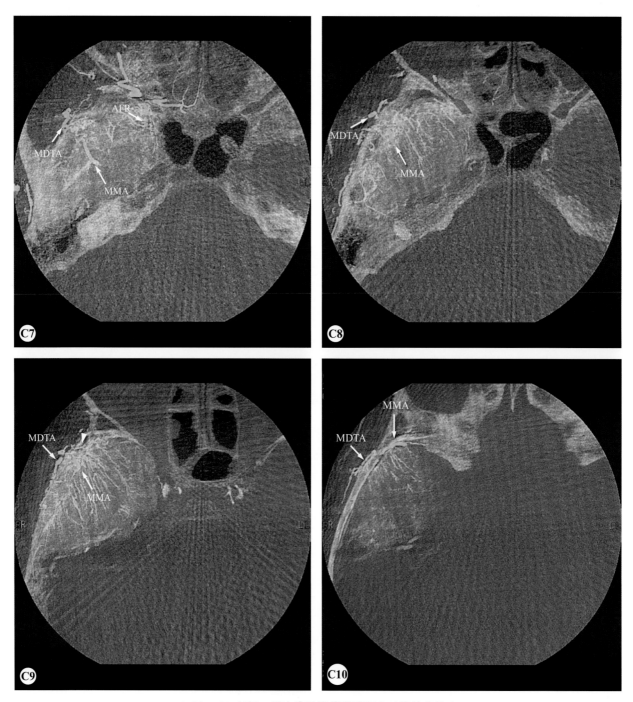

▲ 图 5-32（续） 颅中窝脑膜瘤的颞深中动脉的穿骨支

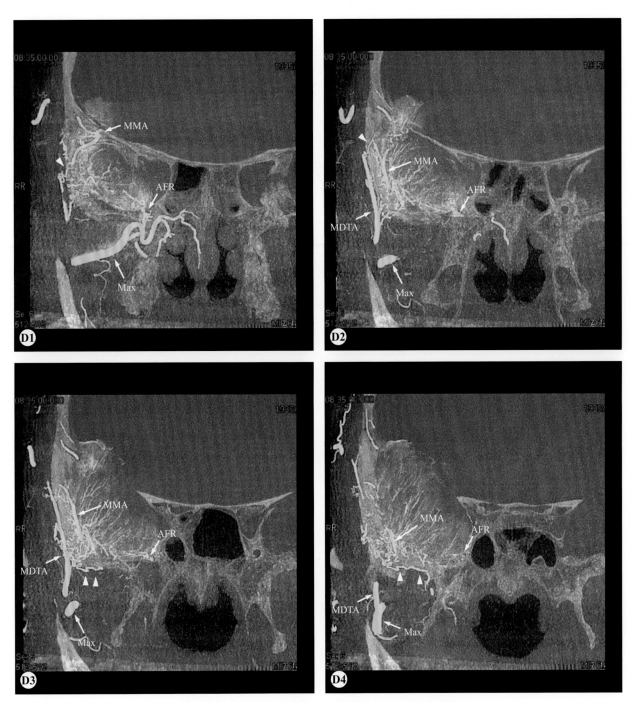

▲ 图 5-32（续） 颅中窝脑膜瘤的颞深中动脉的穿骨支

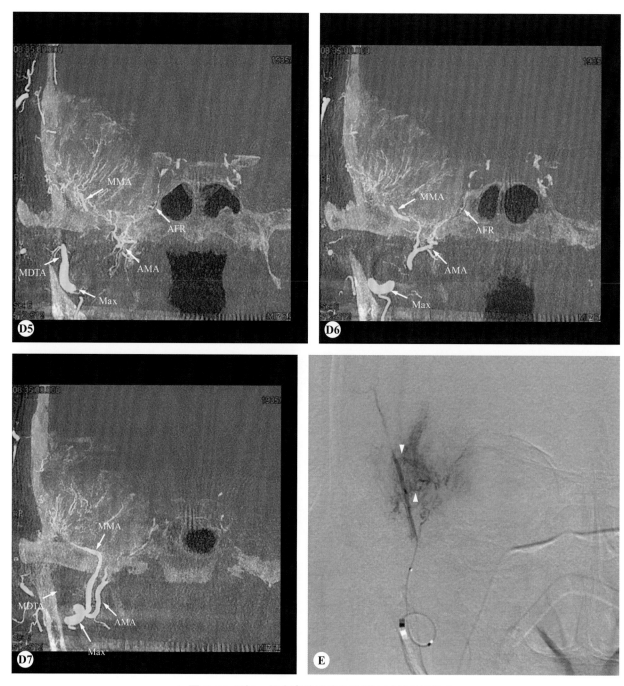

▲ 图 5-32（续） 颅中窝脑膜瘤的颞深中动脉的穿骨支

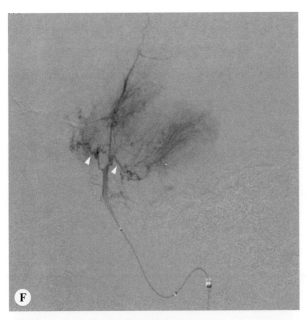

▲ 图 5-32（续） 颅中窝脑膜瘤的颞深中动脉的穿骨支

也被称为"返动脉"，因为这三条分支从上颌动脉的终末段发出后向后走行[2]（图 5-23 和图 5-41）。圆孔动脉从上颌动脉第三段的深部朝后上方发出（图 5-3、图 5-23 和图 5-24）。它沿着上颌神经由圆孔进入颅腔（图 5-41、图 5-42 和图 5-43）。它给上颌神经和邻近硬膜供血。圆孔动脉经下外侧干的前外侧支和颈内动脉发生吻合[14, 15]（图 5-23 和图 5-24、图 5-38、图 5-44 至图 5-46），这是颈外和颈内动脉间的重要侧支通道，用颗粒或液体栓塞剂经上颌动脉系统栓塞时应高度注意该吻合及颅神经供血。

（四）眶上裂动脉

眶上裂动脉（artery of superior orbital fissure）

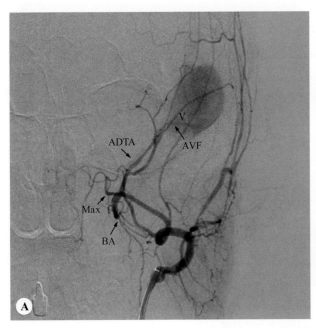

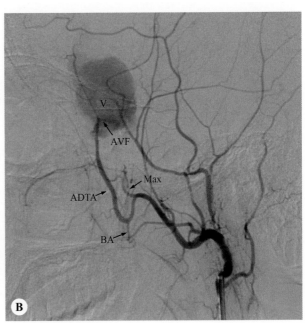

▲ 图 5-33 颞深前动脉供血的动静脉瘘

左侧颈外动脉造影的正位（A）、侧位（B）和冠状位（C）的 MPR 图像，显示左侧颞下动静脉瘘（AVF），由颞深前动脉（ADTA）供血。颞深前动脉和颞动脉（BA）共干起源自上颌动脉（Max）的第二段，沿着上颌窦的后外侧壁和眼眶的外侧壁向前上走行，然后直接连到一个大静脉湖（V）。ADTA 发出数条肌支（MB）和一条骨支（OB）

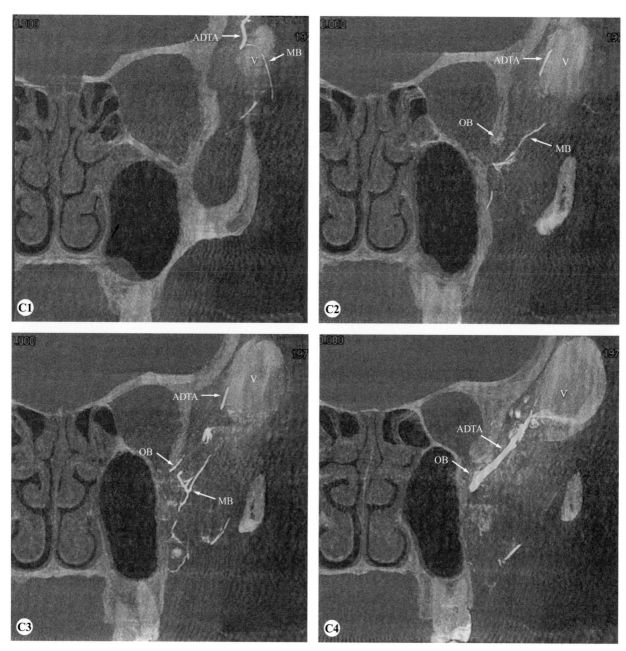

▲ 图 5-33（续） 颞深前动脉供血的动静脉瘘

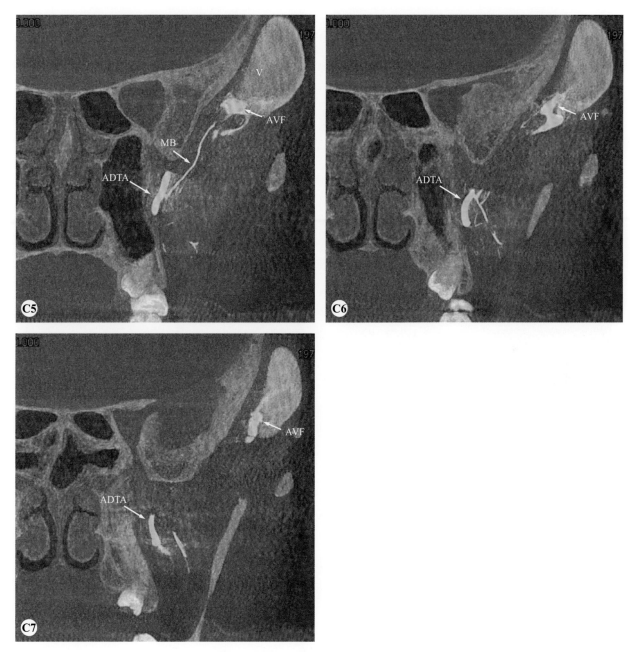

▲ 图 5-33（续）　颞深前动脉供血的动静脉瘘

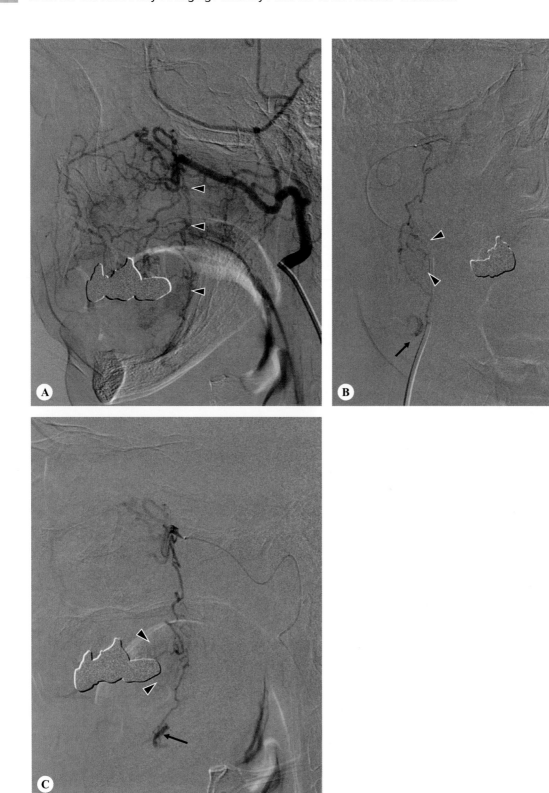

▲ 图 5-34　牙龈癌颊动脉的影像解剖

A. 右侧颈外动脉造影的侧位显示上颌动脉的下降支。颊动脉（箭头）起自上颌动脉第二段，邻近翼突外侧板，在上颌结节的后方向下走行，供应颊部黏膜、颊肌和 Stensen 管 ❶。B 和 C. 上颌动脉超选择性造影的额位（B）和侧位（C）清晰显示了颊动脉的走行及肿瘤的轻微染色（箭头）。注意它和面动脉升支的吻合（箭）

❶　译者注：腮腺管

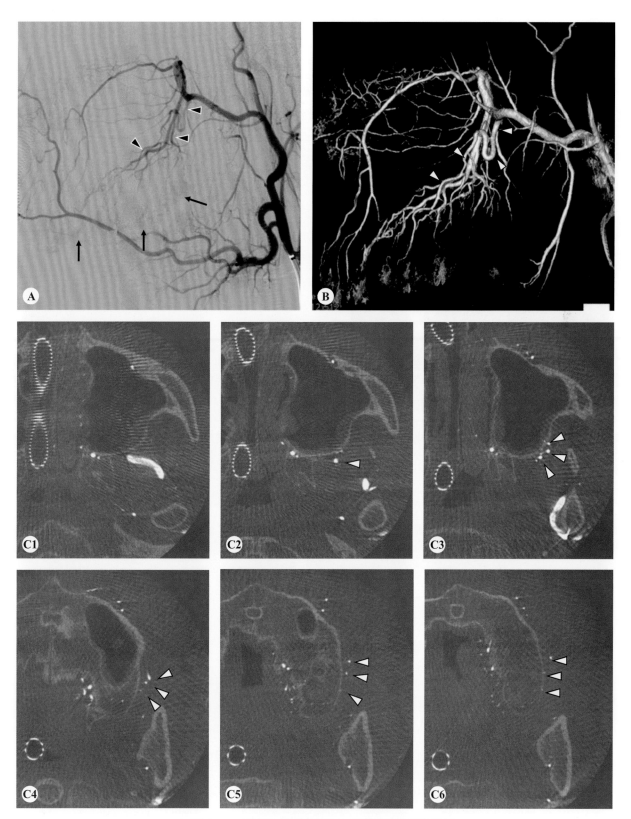

▲ 图 5-35　面部血管瘤患者的上牙槽后动脉影像解剖

A. 颈外动脉造影的侧位显示牙龈血管瘤（箭）染色，主要由上牙槽后动脉供血，该动脉由上颌动脉第三段的最近段发出，据其特征性的绕颞骨向下以及远端迂曲的走行可将其辨认；B. 颈外动脉造影 3D 容积再现成像的侧位清晰展示了上牙槽后动脉的外形和走行（箭头）；C. 上颌动脉造影的轴位 MPR 图像显示上牙槽后动脉走行和上颌骨的关系，该动脉从上颌动脉第三段的近段发出，沿着上颌窦侧壁迂曲向下，供应牙龈（箭头），最后从切牙管进入上颌骨，供应每个切牙槽和上颌窦

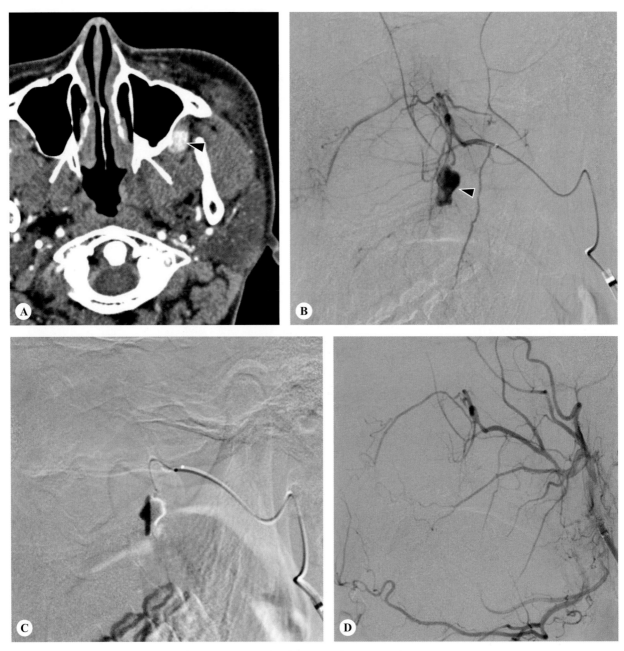

▲ 图 5-36　拔除上颌骨阻生磨牙后的动脉性出血

A. 增强 CT 显示邻近上颌窦侧壁有个假性动脉瘤(箭头);B. 左侧上颌动脉造影的侧位显示上牙槽后动脉假性动脉瘤(箭头);C. 上牙槽后动脉超选择性造影的侧位，一根微导管被引导到上牙槽后动脉靠近假性动脉瘤之处，假性动脉瘤的载瘤动脉被液体栓塞剂（33% NBCA– 碘油混合）栓塞；D. 栓塞完成后即刻的颈外动脉造影侧位显示假性动脉瘤消失

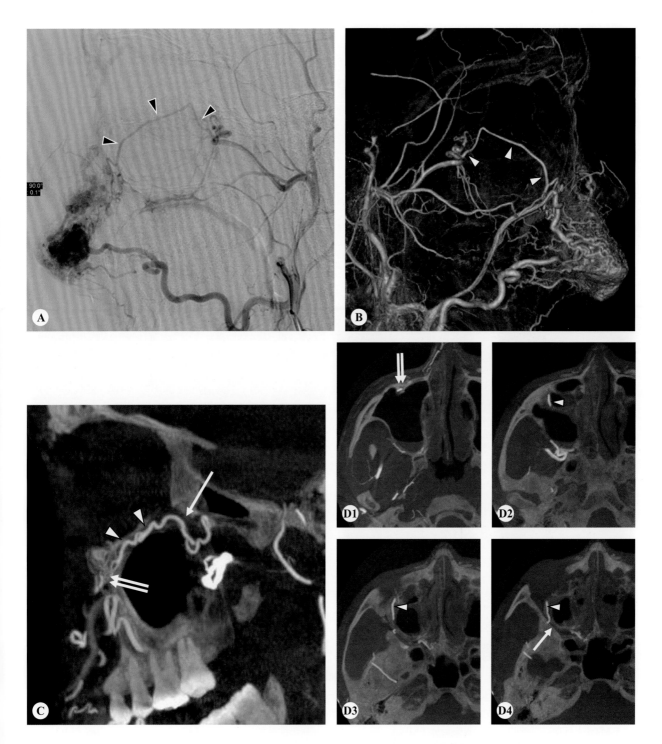

▲ 图 5-37　面部动静脉畸形（AVM）的眶下动脉影像解剖

A 和 B. 右侧颈外动脉造影（图 A 为 DSA 侧位，图 B 为 3D 旋转造影的右侧位容积再现成像）显示扩张的眶下动脉给面部 AVM 供血。眶下动脉起自上颌动脉的第三段，沿眼眶下壁走行（箭头）。C 和 D. 部分 MIP 图像（图 C 为斜矢状位重建；图 D 为轴位重建）展示眶下动脉的走行。它起自上颌动脉的第三段，向上走行，然后从眶下裂进入眼眶（箭）。在眼眶内，眶下动脉沿眶下沟走行（箭头），通过眶下孔（双箭）出眼眶到达面部的皮下组织

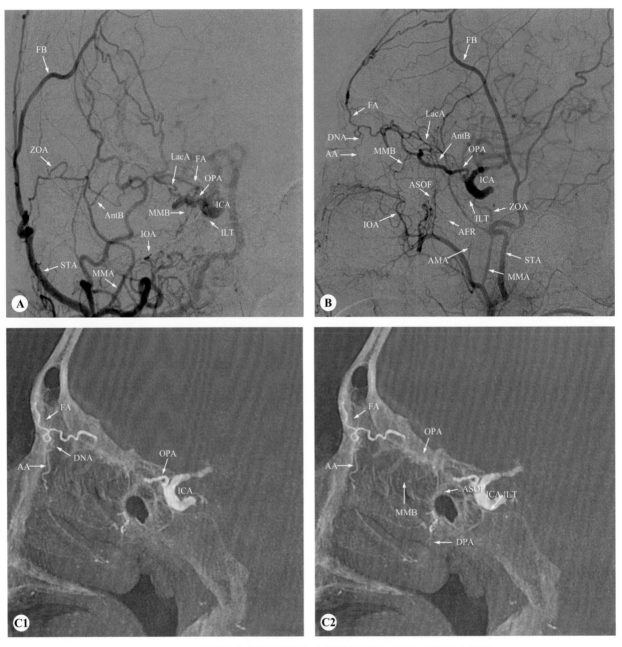

▲ 图 5-38　右侧颈动脉闭塞的眶部和眶前的颈外 – 颈内动脉侧支通道

右侧额颈动脉造影的正位（A）和侧位（B）、矢状位（C）和冠状位（D）的 MPR 图像，显示颈外动脉有多条侧支经眼动脉（OPA）和下外侧干（ILT）到达颈内动脉（ICA）。眶部侧支包括眶下动脉（IOA）眶支和眼动脉内侧肌支（MMB）的吻合，眶上裂动脉（ASOF）和眼动脉的吻合，脑膜中动脉（MMA）前支（AntB）和眼动脉的泪腺动脉（LacA）通过眶脑膜动脉（MOA）形成的吻合，以及颧眶动脉（ZOA）和泪腺动脉（MLA）的吻合。眶前侧支包括眶下动脉（IOA）和眼动脉的鼻背侧动脉（DNA）通过内眦动脉（AA）形成的内侧吻合，以及颞浅动脉（STA）额支（FB）和眼动脉（OPA）额支（FA）形成的眶上吻合。其他从圆孔动脉（AFR）和脑膜副动脉（AMA）到下外侧干（ILT）的侧支也被标了出来。DPA. 腭降动脉；SPA. 蝶腭动脉；PSA. 鼻中隔后动脉；PLNA. 鼻后外侧动脉；ADTA. 颞前深动脉；SOF. 眶上裂；IOF. 眶下裂；IOG. 眶下沟；IOC. 眶下管；FR. 圆孔；OC. 视神经管；Max. 上颌动脉；PSDA. 上牙槽后动脉

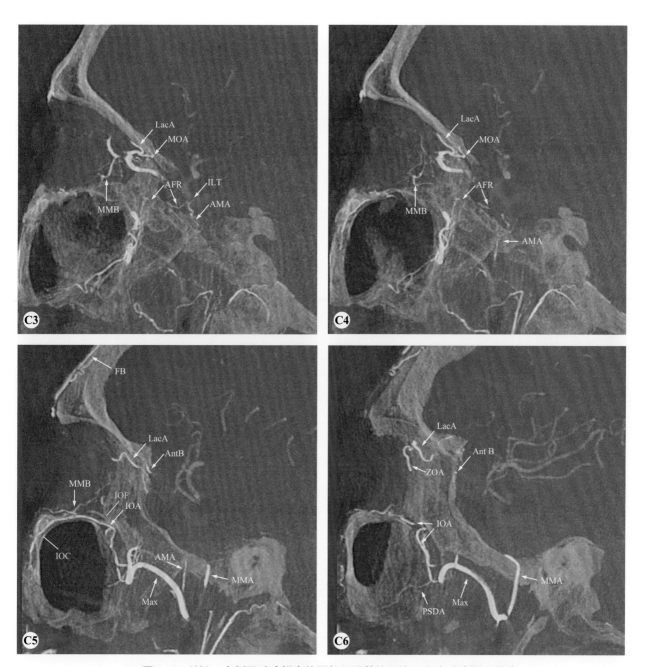

▲ 图 5-38（续） 右侧颈动脉闭塞的眶部和眶前的颈外 - 颈内动脉侧支通道

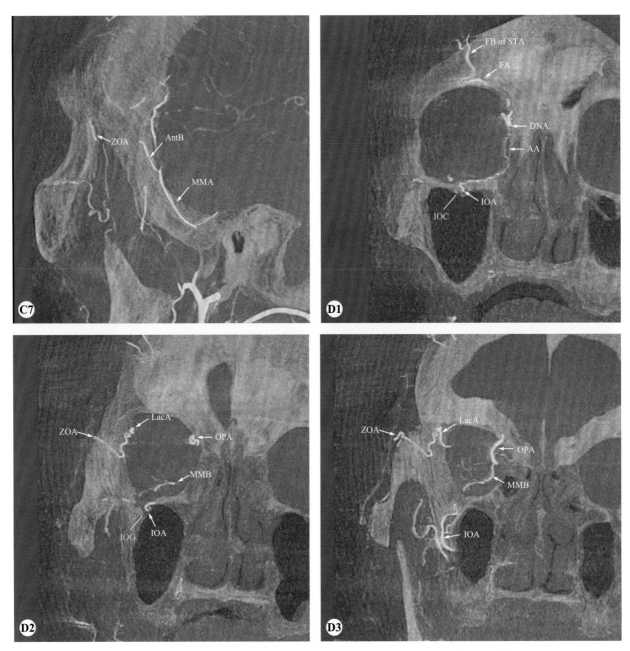

▲ 图 5-38（续） 右侧颈动脉闭塞的眶部和眶前的颈外 - 颈内动脉侧支通道

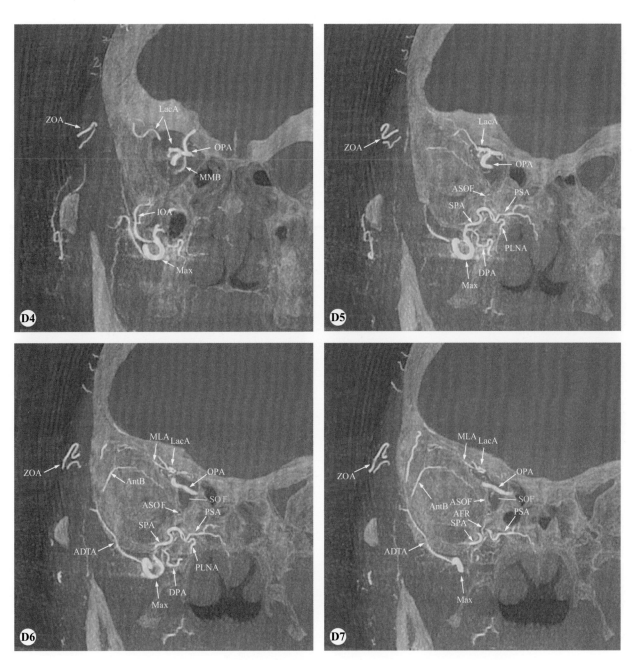

▲ 图 5-38（续） 右侧颈动脉闭塞的眶部和眶前的颈外 - 颈内动脉侧支通道

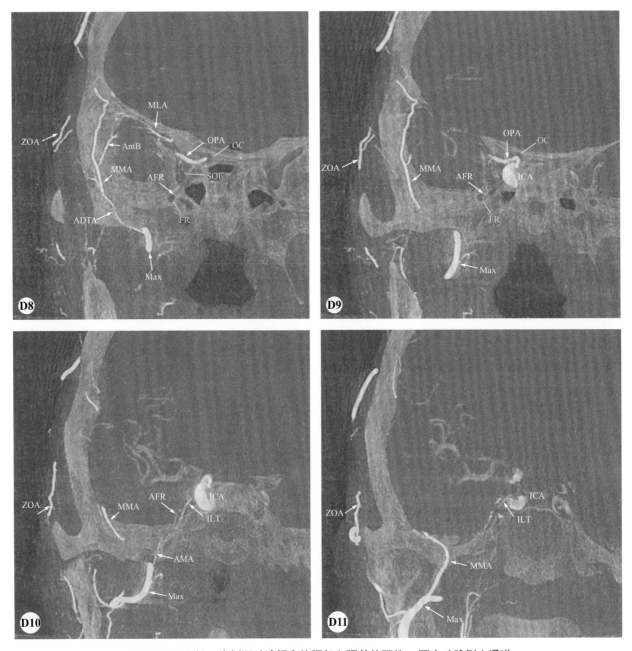

▲ 图 5-38（续） 右侧颈动脉闭塞的眶部和眶前的颈外 - 颈内动脉侧支通道

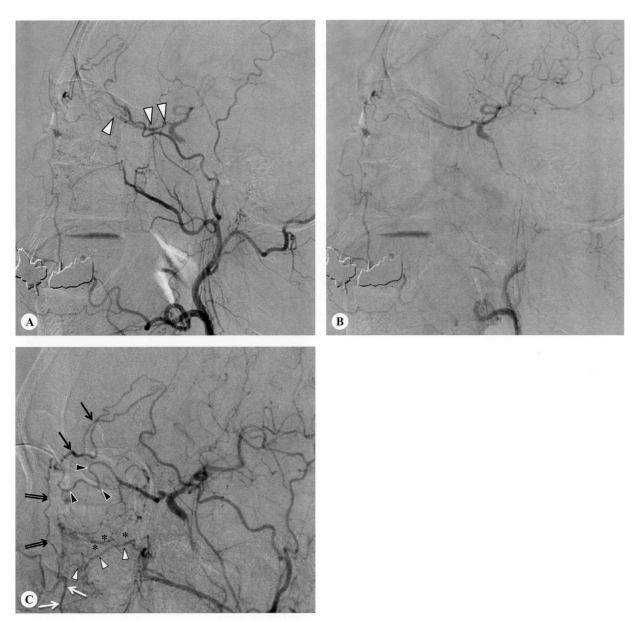

▲ 图 5-39　颈内动脉近端闭塞中眼动脉和颈外动脉间的潜在吻合

A 和 B. 左侧颈总动脉造影动脉早期（A）和动脉晚期（B）的侧位显示逆向充盈的眼动脉（箭头）和由颈外分支充盈的颈内动脉；
C. 左侧颈总动脉造影的左前斜位显示眶上动脉（黑箭头）、眶下动脉（白箭头）、颞浅动脉额支（黑箭）和面动脉（白箭）在眼睑周围形成动脉吻合，颞浅动脉和面动脉延续为内眦动脉（双箭），眶下动脉和眼动脉通过内侧或外侧肌支（＊）在眶内吻合

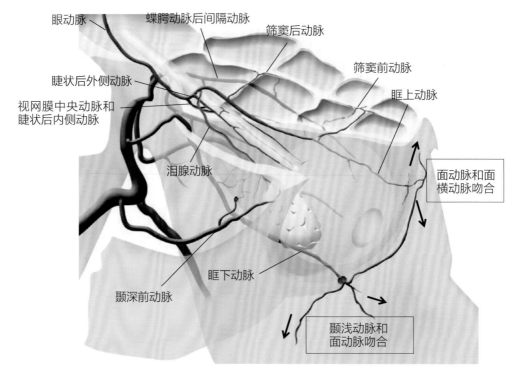

▲ 图 5-40　眼动脉和上颌动脉分支在睑周皮下和眶部形成吻合的示意（前外侧观）
来自眼动脉的眶上动脉和来自上颌动脉的眶下动脉与颞浅动脉、面动脉和（或）面横动脉连通

由上颌动脉在圆孔动脉起源点的远部向内上方发出（图 2-10、图 5-3、图 5-5、图 5-23），也可能和圆孔动脉共干起源。它在蝶腭窝的最内侧向上走行达到眶上裂（图 5-17）。它经过眶上裂与颈内动脉下外侧干的前内侧支和（或）眼动脉的第一段发生吻合[16]（图 5-17、图 5-23 和图 5-42）。在此之前描述过，下外侧干经前外侧支和圆孔动脉、经前内侧支和和圆孔动脉、经后外侧支和脑膜副动脉、经后支和脑膜中动脉发生吻合（图 5-23 和图 5-46）。

（五）翼管动脉（Vidian 动脉）

翼管动脉（artery of the pterygoid canal）由胚胎期第一动脉弓的残余发展而成。在胚胎早期，第一动脉弓退化成动脉丛，背侧主动脉的近段成为供应咽部的原始下颌动脉。第二动脉弓也退化，其腹侧段成为腹侧咽动脉（颈外动脉主干的前体），背侧段成为舌骨动脉，发出镫骨动脉，然后分成两条终末支，即眶上动脉和上颌-下颌动脉。原始下颌动脉退化后，其近段成为颈内动脉的小分支（颈内动脉发出的翼管动脉，或称

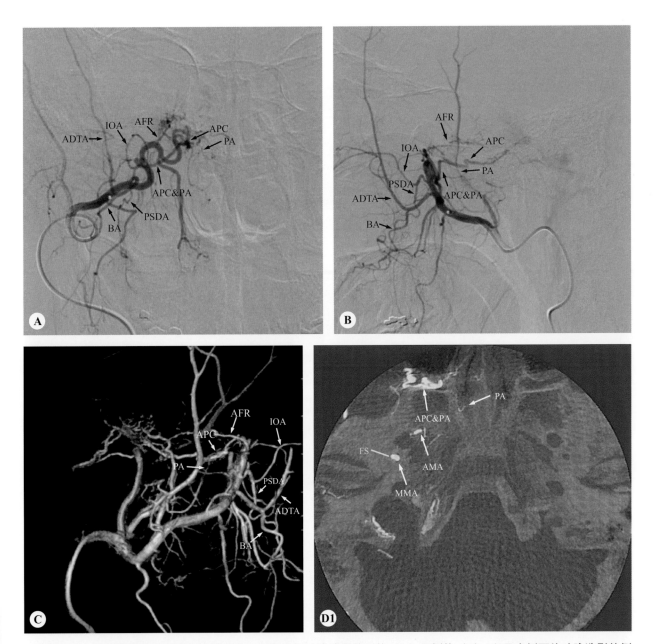

▲ 图 5–41　前髁硬脑膜动静脉瘘的返动脉，右侧上颌动脉造影的正位（A）和侧位（B），以及右侧颈外动脉造影的侧位 3D 容积成像（C）、轴位（D）和矢状位（E）的 MPR 图像

翼管动脉（APC）和咽动脉（PA）从上颌动脉（Max）的第三段朝后内方向共干发出，在翼管分叉为 APC 和 PA。APC 在翼管内朝后走行，PA 朝下内走行至咽部。圆孔动脉（AFR）自上颌动脉 APC 和 PA 共干起源点之紧后朝上内发出，然后转向后，通过圆孔（FR）进入颅腔。它和脑膜副动脉（AMA）吻合，经 Vesalius 孔（FV）进入颅中窝。注意两个变异，颞深前动脉（ADTA）和颊动脉（BA）共干，眶下动脉（IOA）和上牙槽后动脉（PSDA）共干。MMA. 脑膜中动脉；FS. 棘孔；FO. 卵圆孔；VidA. 翼管动脉；PSA. 鼻中隔后动脉

189

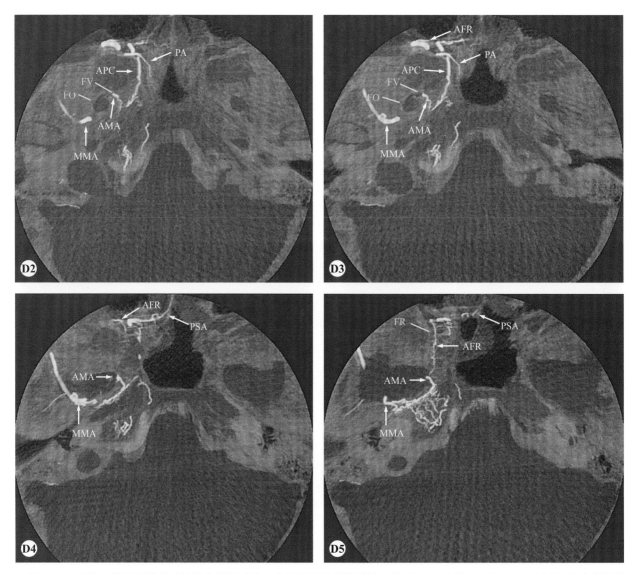

▲ 图 5-41（续） 前髁硬脑膜动静脉瘘的返动脉，右侧上颌动脉造影的正位（**A**）和侧位（**B**），以及右侧颈外动脉造影的侧位 **3D** 容积成像（**C**）、轴位（**D**）和矢状位（**E**）的 **MPR** 图像

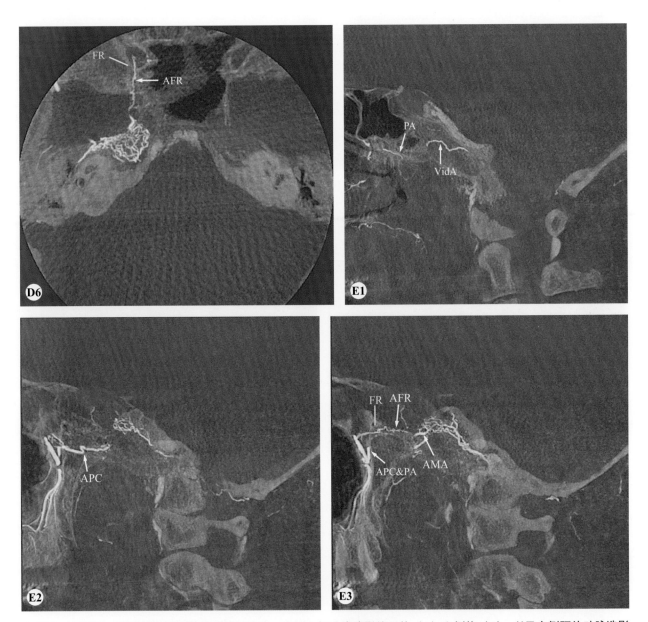

▲ 图 5-41（续） 前髁硬脑膜动静脉瘘的返动脉，右侧上颌动脉造影的正位（**A**）和侧位（**B**），以及右侧颈外动脉造影的侧位 **3D** 容积成像（**C**）、轴位（**D**）和矢状位（**E**）的 **MPR** 图像

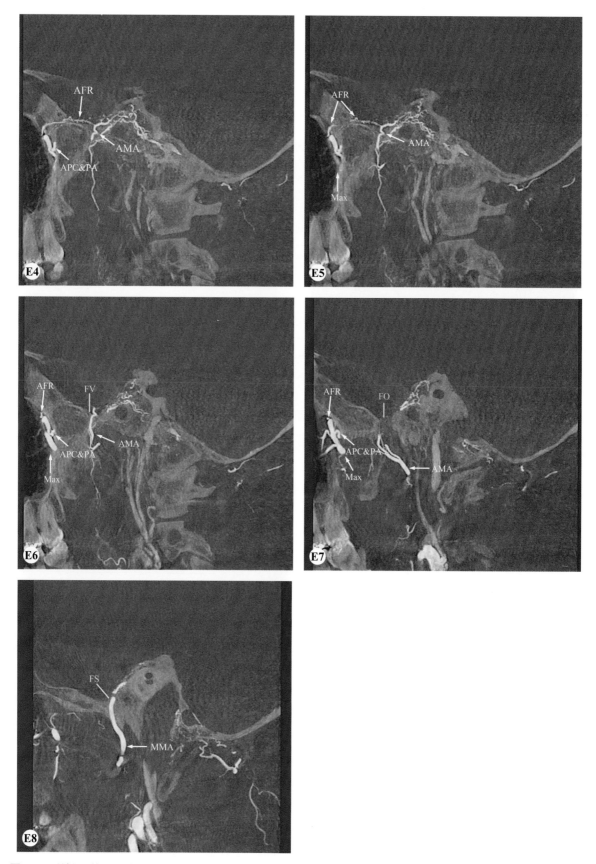

▲ 图 5-41（续） 前髁硬脑膜动静脉瘘的返动脉，右侧上颌动脉造影的正位（A）和侧位（B），以及右侧颈外动脉造影的侧位 3D 容积成像（C）、轴位（D）和矢状位（E）的 MPR 图像

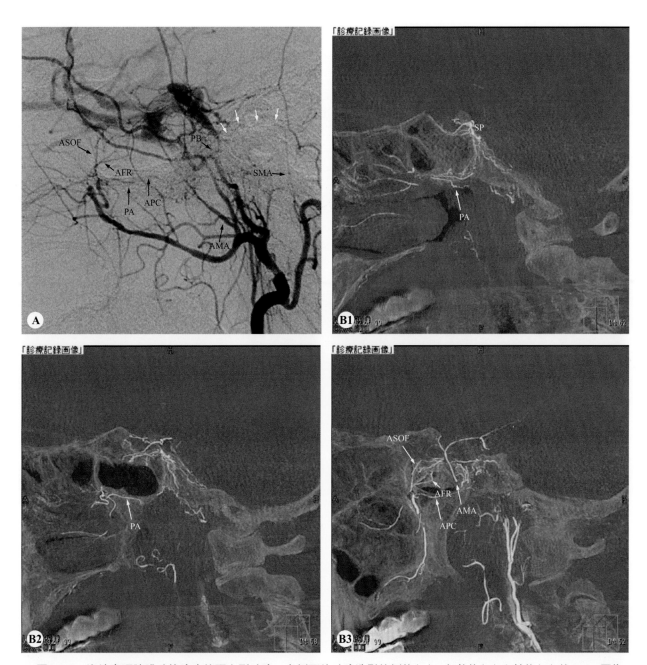

▲ 图 5-42　海绵窦硬脑膜动静脉瘘的眶上裂动脉，左侧颈外动脉造影的侧位（**A**）、矢状位（**B**）和轴位（**C**）的 **MPR** 图像，显示硬脑膜动静脉瘘（**dAVF**）累及海绵窦

圆孔动脉（AFR）、翼管动脉（APC）、咽动脉（PA）从上颌动脉（Max）的第三段朝后发出，眶上裂动脉（ASOF）朝后发出，在眶上裂转向后进入颅腔供应 dAVF。AFR 向后走行给 dAVF 供血。APC 经翼管向后走行，PA 向下内走行。脑膜副动脉（AMA）的上支也给 dAVF 供血。所有供血动脉在海绵窦后部的瘘点（SP）汇聚。注意面神经弓（图 A 中的白箭），它由脑膜中动脉（MMA）的岩骨支（PB）和茎乳支（SMB）构成，在轴位（C）MPR 图像上被清晰展现。IOA. 眶下动脉；PLNA. 鼻后外侧动脉；PSA. 鼻中隔后动脉；JB. 颈静脉孔支；SMA. 茎乳动脉

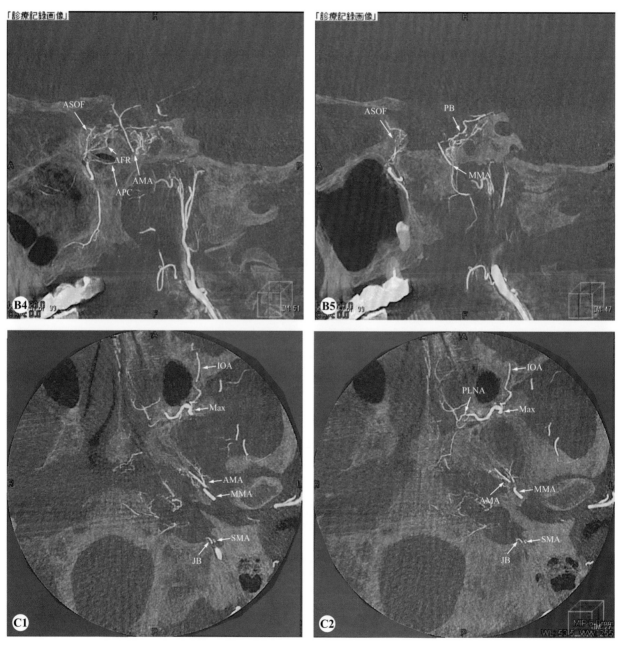

▲ 图 5-42（续） 海绵窦硬脑膜动静脉瘘的眶上裂动脉，左侧颈外动脉造影的侧位（**A**）、矢状位（**B**）和轴位（**C**）的 **MPR** 图像，显示硬脑膜动静脉瘘（**dAVF**）累及海绵窦

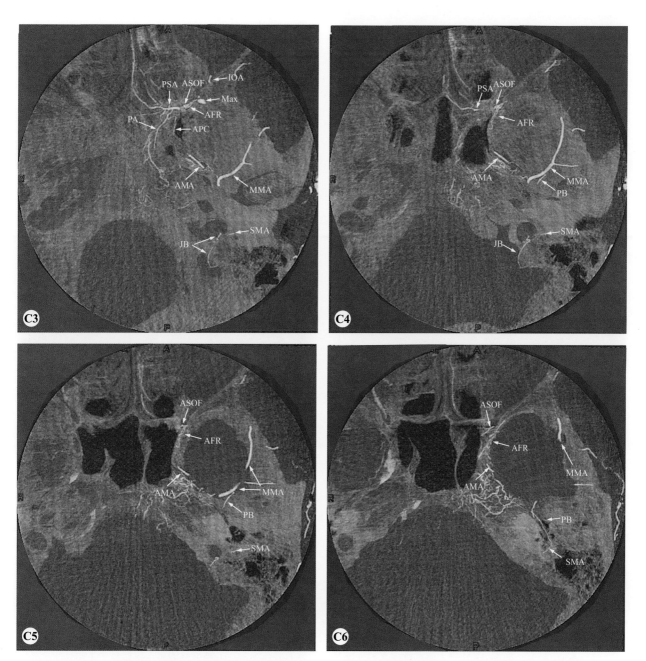

▲ 图 5-42（续）　海绵窦硬脑膜动静脉瘘的眶上裂动脉，左侧颈外动脉造影的侧位（**A**）、矢状位（**B**）和轴位（**C**）的 **MPR** 图像，显示硬脑膜动静脉瘘（**dAVF**）累及海绵窦

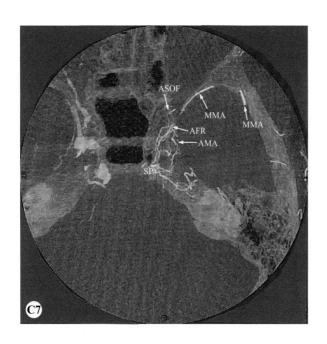

◀ 图 5-42（续）　海绵窦硬脑膜动静脉瘘的眶上裂动脉，左侧颈外动脉造影的侧位（A）、矢状位（B）和轴位（C）的 MPR 图像，显示硬脑膜动静脉瘘（dAVF）累及海绵窦

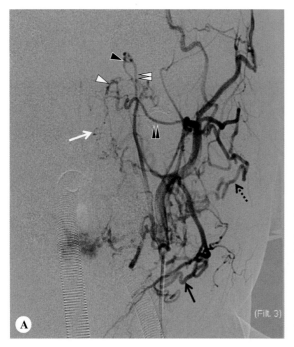

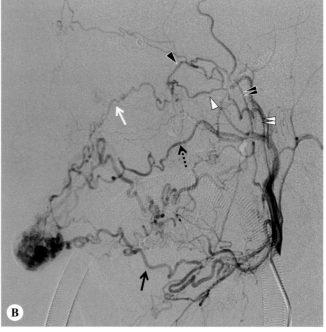

▲ 图 5-43　面部 AVM 中上颌动脉返支和周围其他动脉的潜在吻合，上颌动脉的第二段已被手术结扎

A 和 B. 颈外动脉造影的正位（A）和侧位（B）显示 AVM 由面动脉（黑实箭）、面横动脉（黑虚箭）和眶下动脉（白箭）供血。眶下动脉经翼管动脉（Vidian 动脉，白箭头）和圆孔动脉（黑箭头）吻合。翼管动脉被来自咽升动脉（双白箭头）上咽支的血流充盈，而圆孔动脉被来自脑膜副动脉（双黑箭头）的血流充盈。C. 颈外动脉造影的 3D 容积成像显示眶下动脉、翼管动脉（白箭头）和圆孔动脉（黑箭头）吻合，吻合通道为咽升动脉（双白箭头）上咽支和脑膜副动脉（双黑箭头）。D. 颈外动脉的轴位 MRP 图像展示返动脉的走行。圆孔动脉穿过圆孔（黑箭头），对比之下，翼管动脉穿过翼管（白箭头）。注意翼管动脉（翼管）位于圆孔动脉的前内侧

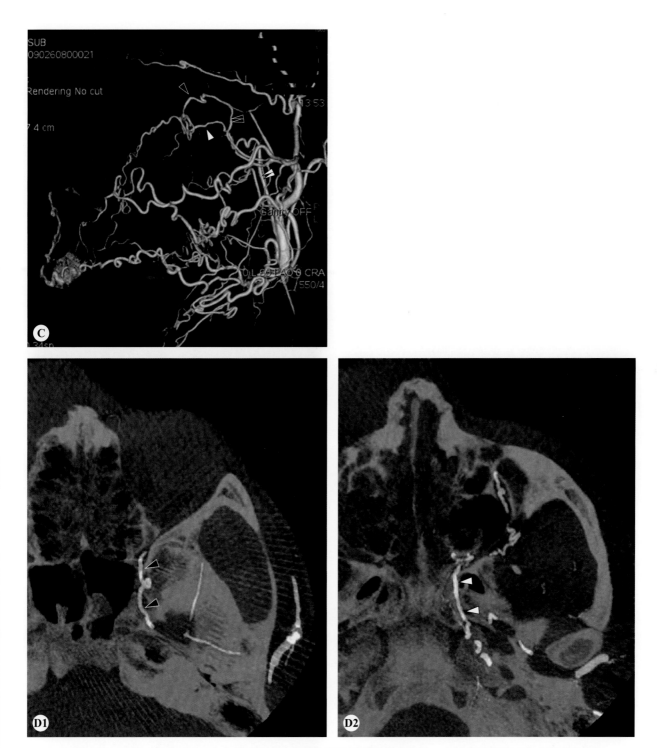

▲ 图 5-43（续）　面部 AVM 中上颌动脉返支和周围其他动脉的潜在吻合，上颌动脉的第二段已被手术结扎

197

Vidian 动脉）。在胚胎 20～24mm 阶段，原始下颌动脉的腹侧部连接到镫骨动脉的上颌 - 下颌动脉（图 1-3）。ECA 形成后将取代镫骨动脉，发出成人型上颌动脉，而上颌动脉会发出翼管动脉。因此，有 2 种类型的翼管动脉，一种从颈内动脉发出，另一种从上颌动脉的第三段发出，这两种类型的翼管动脉可以相互吻合（图 1-3）。来自上颌动脉或颈内动脉的两种翼管动脉哪种更占优势，取决于胚胎期原始下颌动脉的退化程度。

翼管动脉自上颌动脉第三段朝后上方发出，邻近翼腭孔（图 5-3、图 5-23 和图 5-41）。它可能和圆孔动脉或咽动脉共干起源（图 5-41）。它向后外侧走行，穿过翼管和相应的神经伴行，到达破裂孔（图 5-23、图 5-41、图 5-43、图 5-44）。

翼管动脉发出分支到鼻和口咽部黏膜，这些分支和咽升动脉、脑膜副动脉、腭升动脉广泛吻合（图 5-23）。它还在翼管和咽鼓管内发出骨支。这些骨支可以穿过蝶骨，经常给硬膜或硬膜外静脉分流供血（图 5-41）。它在破裂孔终止，并常在此处和起自颈内动脉岩骨水平段的另一条 Vidian 动脉吻合（图 5-23 和图 5-44）。

（六）咽动脉（翼鞘管动脉）

咽动脉（pharyngeal artery）起源点很深，它起自上颌动脉第三段即将进入蝶腭孔之处（图 5-3、图 5-23、图 5-41），可能和翼管动脉或蝶腭动脉共干起源。它向后内、向下走行，伴随咽神经穿过翼鞘管（咽管），发出分支到咽顶壁和咽鼓管的咽端。它可能和咽升动脉的咽支和咽鼓管支、Vidian 动脉及脑膜副动脉吻合（图 5-42、图 5-45）。

（七）腭降动脉

腭降动脉（descending palatine artery）起自上颌动脉第三段的深部（图 1-1 和图 1-2、图 2-1、图 4-3、图 5-4 和图 5-5、图 5-47）。它偶尔和鼻后外侧动脉共干起源（图 5-48）。它伴随

腭大神经向下走行，穿过腭大管（蝶腭管），期间发出腭小动脉，该动脉经腭小管、腭小孔给软腭供血。接着，腭降动脉转向前，经腭大孔后变成腭大动脉（图 2-1、图 5-48），该动脉在硬腭下向前走行，分成终末支给硬腭、牙龈和鼻中隔供血。它在前下方经切牙孔与鼻中隔后动脉（内侧蝶腭动脉）、后方与腭升动脉有潜在吻合（图 2-9）。腭升动脉可以在上颌骨骨折时受损伤，导致大出血（图 5-49）。

（八）蝶腭动脉

蝶腭动脉（sphenopalatine artery）是上颌动脉的终末支，在内侧走行，经蝶腭孔进入鼻腔，给鼻腔和鼻旁窦供血（图 2-1、图 5-3 至图 5-5、图 5-47 和图 5-48、图 5-50）。它分成两条终末支，鼻后外侧动脉（外侧蝶腭动脉）和鼻中隔后动脉（内侧蝶腭动脉），后者位于翼腭窝的最内侧或鼻腔内。鼻后外侧动脉在鼻腔侧壁里朝下内走行。它偶尔和腭降动脉共干起源。鼻后外侧动脉向前发出 1～2 条分支供应中鼻甲和鼻道，然后成为下鼻甲支，在前下方走行，供应下鼻甲（图 5-48、图 5-50）[17]。下鼻甲支经常和腭降动脉的一条分支吻合。这些鼻甲支的前端和面动脉的鼻支或其他鼻动脉的浅支吻合。鼻后外侧动脉发出分支到上颌窦的内侧壁和后壁。中鼻甲支还朝上发出小分支到筛窦，并可能和眼动脉的筛前和筛后动脉吻合。鼻中隔后动脉在内侧朝上鼻甲走行，发出一条分支到蝶窦开口，并分成上、下支（图 5-48 和图 5-50）[18]。一条供应上鼻甲的小分支从上支或鼻中隔后动脉的主干发出。上支在内侧走行，到达鼻中隔，接着到达鼻中隔前方，更进一步分为多条鼻中隔支，其中一些加入 Kiesselbach 血管丛，与上方的筛前动脉分支吻合（图 5-50）[19]。下支沿着鼻中隔的后缘走行，然后在鼻中隔上转向前，它经切牙孔和腭升动脉的一条分支吻合。

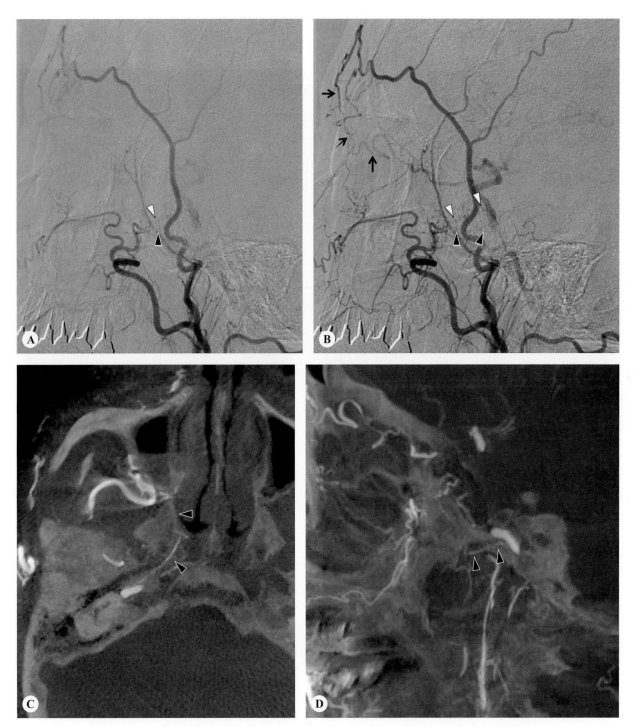

▲ 图 5-44　颈内动脉（ICA）近段闭塞的返动脉在 ICA 供血的侧支代偿中扮演重要角色

A 和 B. 颈总动脉造影的侧位（图 A 为早期图像，图 B 为晚期图像）显示自颈外动脉经 Vidian 动脉（黑箭头）和圆孔动脉（白箭头）而来的侧支。C 和 D. 注意另一条吻合通道，颞浅动脉额支和眼动脉分支眶上动脉间的吻合。部分 MIP 重建（图 C 为轴位重建，图 D 为矢状位重建）图像显示 Vidian 动脉（箭头）的走行。Vidian 动脉在破裂孔水平经翼管连通上颌动脉第三段和颈内动脉

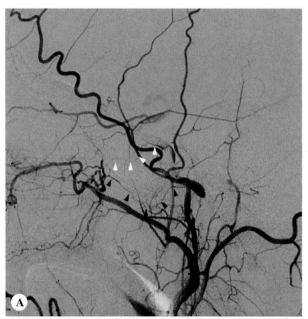

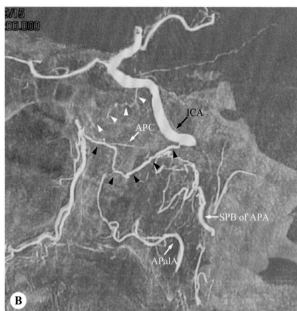

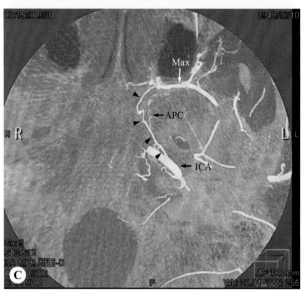

▲ 图 5-45　颈内动脉闭塞的造影解剖，显示来自圆孔动脉和咽动脉的侧支通道

左侧颈总动脉的侧位（A）、矢状位（B）和轴位（C）的 MPR 图像，显示有 2 条来自上颌动脉（Max）第三段到颈内动脉（ICA）的侧支。圆孔动脉向后上方走行连接到下外侧干（白箭头）的前外侧支。咽动脉向后下和内侧走行，和 Vidian 动脉（箭头）吻合。咽动脉还与咽升动脉（APA）的上咽支（SPB）、腭升动脉（APalA）吻合。APC. 翼管动脉

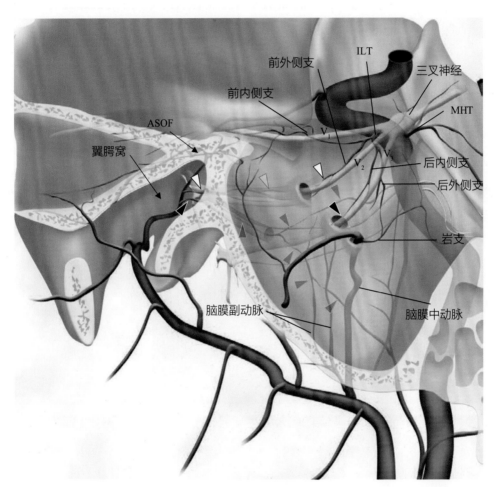

▲ 图 5-46　返动脉、脑膜动脉和颈内动脉分支间潜在连通的示意（中颅底上外侧观）

下外侧干（ILT）的前内侧支经眶上裂和眶上裂动脉（ASOF）吻合。ILT 的前外侧支经圆孔（白箭头）和上颌动脉第三段发出的圆孔动脉吻合，ILT 的后内侧支经卵圆孔和脑膜副动脉吻合。这些通道还可能连接到翼管动脉、咽升动脉的穿骨支以及脑膜中动脉的硬膜支。MHT. 脑膜垂体干

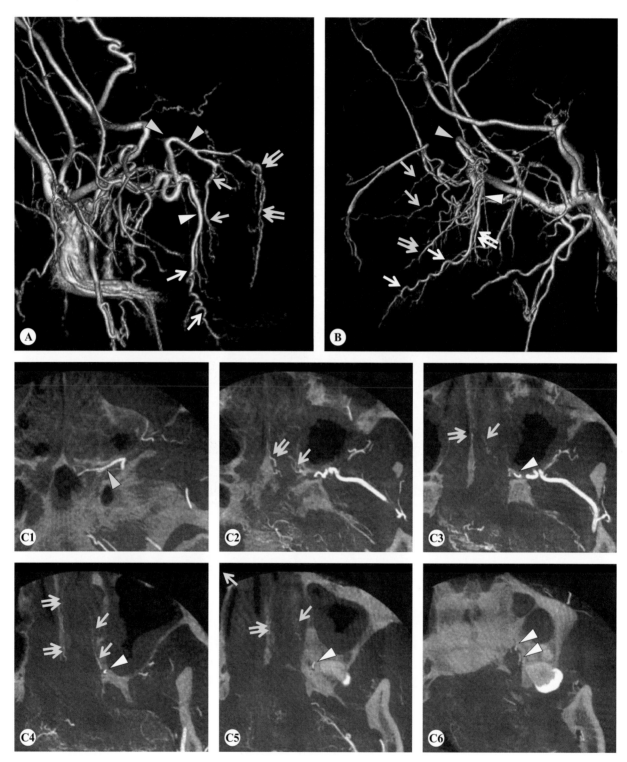

▲ 图 5-47　鼻咽部肿瘤（肌上皮瘤）的腭升动脉和翼腭动脉

A 和 B. 右侧颈外动脉造影 3D 容积成像的正位（A）和侧位（B）图像，显示腭降动脉起自上颌动脉第三段的内侧，然后下降走行。到达腭板后，它转向前供应软腭和硬腭（白箭头），发出腭大动脉（白箭）和腭小动脉（白双箭）。蝶腭动脉是上颌动脉的终末支，它在翼腭窝上升走行，然后转向内侧供应鼻腔壁和黏膜（黄箭头）。翼腭动脉发出鼻后外侧动脉供应鼻腔侧壁（黄箭），发出鼻中隔后动脉供应鼻中隔（黄双箭）。这些分支的起源点在正位很容易辨识。C. 右侧颈外动脉造影的 MPR 图像显示腭降动脉和蝶腭动脉的走行。蝶腭动脉经蝶腭孔（黄箭头）进入鼻腔，发出鼻后外侧动脉（黄箭）和鼻中隔动脉（黄双箭）供应鼻腔外侧壁和鼻中隔。腭降动脉在翼腭管内向下走行，发出腭大、腭小动脉（白箭头）。D 和 E. 右侧颈外动脉 3D 容积成像显示鼻腔壁、腭板、腭降动脉和蝶腭动脉的 3D 关系

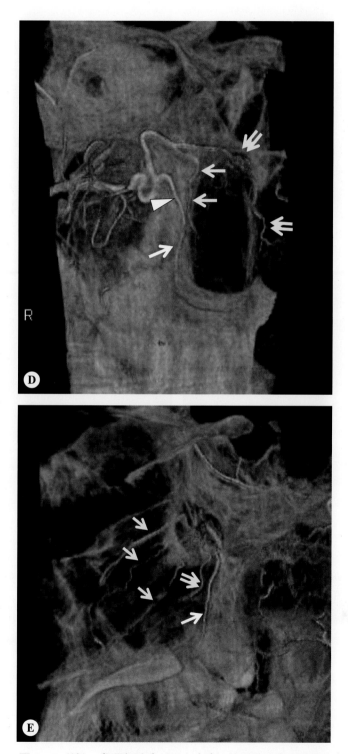

▲ 图 5-47（续）　鼻咽部肿瘤（肌上皮瘤）的腭升动脉和翼腭动脉

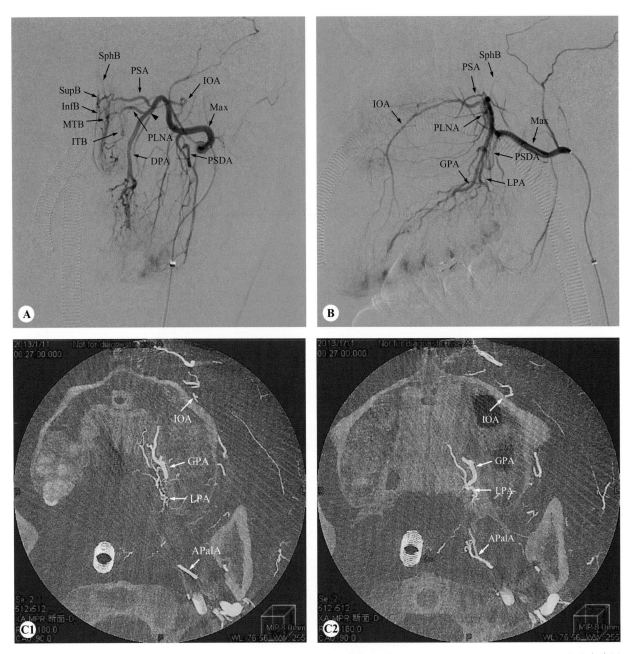

▲ 图 5-48　蝶腭动脉和腭降动脉的造影解剖，左侧上颌动脉超选择性造影的正位（**A**）、侧位（**B**），以及颈外动脉造影的轴位（**C**）和矢状位（**D**）的 MPR 图像，显示上颌动脉终末段分支的变异

鼻后外侧动脉（PLNA）在翼腭窝深处和腭降动脉（DPA）共干起源，朝下内发出。PLNA 在内侧走行，分成下鼻甲支（ITB）和中鼻甲支（MTB）。下鼻甲支在鼻腔外侧壁前下走行，供应下鼻甲；中鼻甲支在前内侧走行，供应中鼻甲。腭降动脉（DPA）在下方走行，穿过翼腭管时发出腭小动脉（LPA），然后转向前，穿过腭大孔成为腭大动脉（GPA）。腭大动脉在硬腭下方向前走行，供应硬腭、牙龈和鼻中隔。鼻中隔后动脉（PSA）向内侧走行至鼻中隔，发出小分支到蝶骨（SphB），分成上支和下支。上支供应上鼻甲，向前走行，再供应鼻中隔，还发出小分支到筛窦和来自眼动脉筛前或筛后动脉有潜在吻合。下支先沿着鼻中隔后缘走行，然后转向前。IOA. 眶下动脉；Max. 上颌动脉；PSDA. 上牙槽后动脉；APalA. 腭升动脉；SupB. 上支；InfB. 下支；PA. 咽动脉；BA. 颊动脉

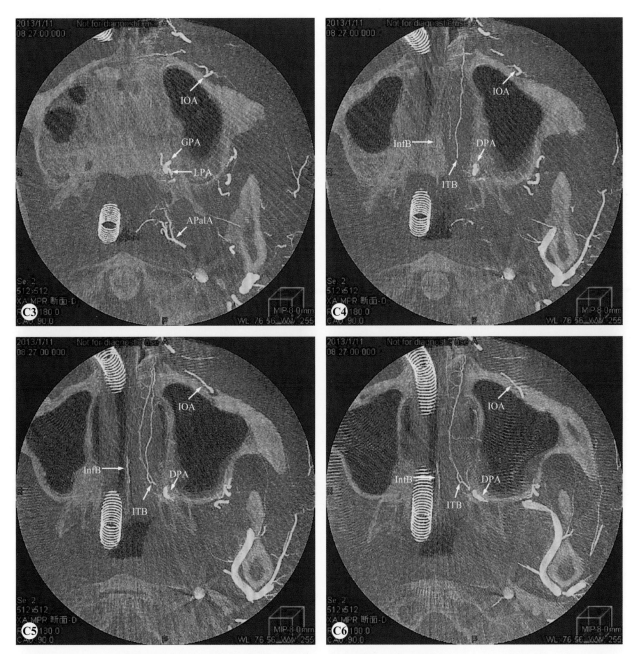

▲ 图 5-48（续）　蝶腭动脉和腭降动脉的造影解剖，左侧上颌动脉超选择性造影的正位（A）、侧位（B），以及颈外动脉造影的轴位（C）和矢状位（D）的 MPR 图像，显示上颌动脉终末段分支的变异

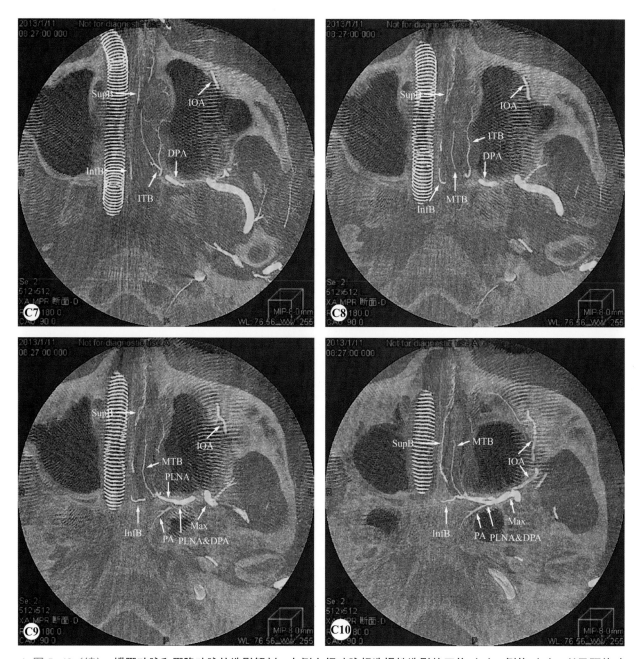

▲ 图 5-48（续） 蝶腭动脉和腭降动脉的造影解剖，左侧上颌动脉超选择性造影的正位（**A**）、侧位（**B**），以及颈外动脉造影的轴位（**C**）和矢状位（**D**）的 **MPR** 图像，显示上颌动脉终末段分支的变异

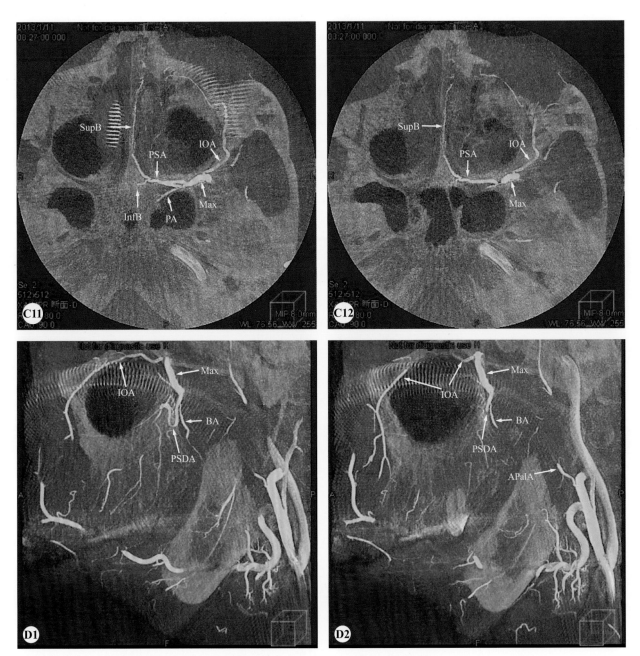

▲ 图 5-48（续）　蝶腭动脉和腭降动脉的造影解剖，左侧上颌动脉超选择性造影的正位（**A**）、侧位（**B**），以及颈外动脉造影的轴位（**C**）和矢状位（**D**）的 **MPR** 图像，显示上颌动脉终末段分支的变异

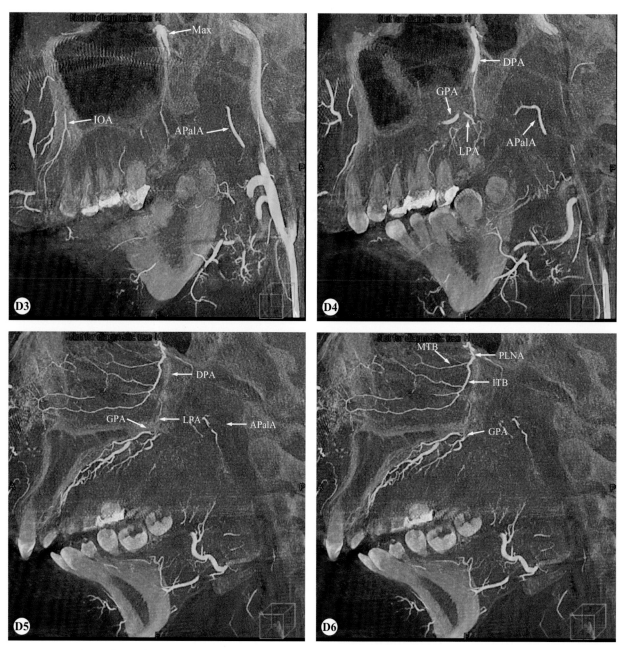

▲ 图 5-48（续）　蝶腭动脉和腭降动脉的造影解剖，左侧上颌动脉超选择性造影的正位（**A**）、侧位（**B**），以及颈外动脉造影的轴位（**C**）和矢状位（**D**）的 **MPR** 图像，显示上颌动脉终末段分支的变异

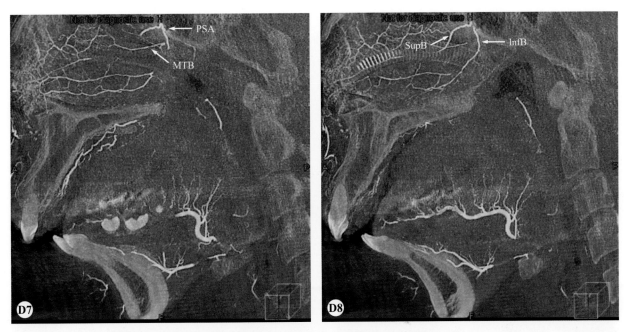

▲ 图 5-48（续）　蝶腭动脉和腭降动脉的造影解剖，左侧上颌动脉超选择性造影的正位（A）、侧位（B），以及颈外动脉造影的轴位（C）和矢状位（D）的 MPR 图像，显示上颌动脉终末段分支的变异

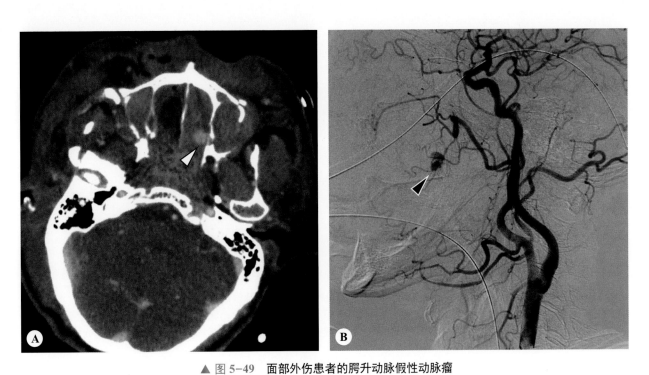

▲ 图 5-49　面部外伤患者的腭升动脉假性动脉瘤

A. 增强 CT 的动脉期显示上颌骨骨折，伴有弥漫性皮下和鼻咽部血肿，左鼻腔外侧壁邻近翼腭孔处可见一假性动脉瘤（箭头）；
B. 颈总动脉造影的侧位显示假性动脉瘤位于上颌动脉的远段（箭头）

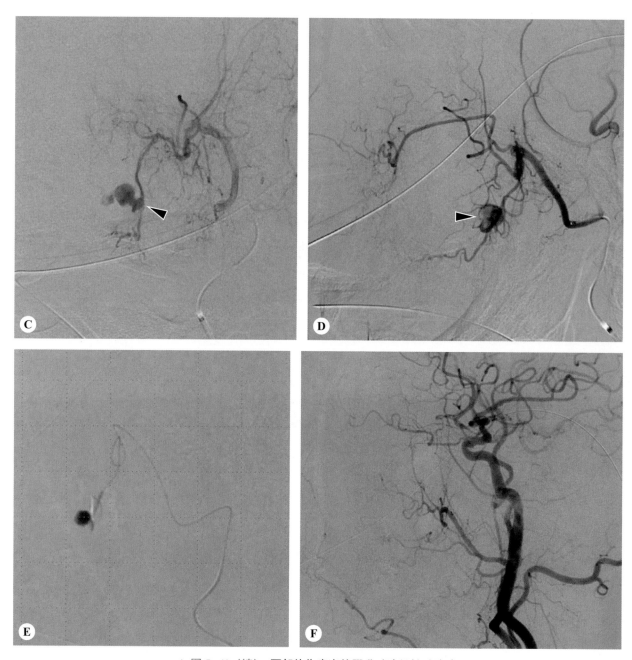

▲ 图 5-49（续） 面部外伤患者的腭升动脉假性动脉瘤

C 和 D. 上颌动脉超选择性造影的正位（C）和侧位（D）显示假性动脉瘤位于腭大动脉（箭头）；E. 在腭大动脉假性动脉瘤近处注射栓塞剂（33% NBCA-碘油混合）时造影的侧位，可见胶充盈假性动脉瘤及其近、远处的小段腭大动脉；F. 栓塞后即刻的左颈总动脉造影显示假性动脉瘤消失

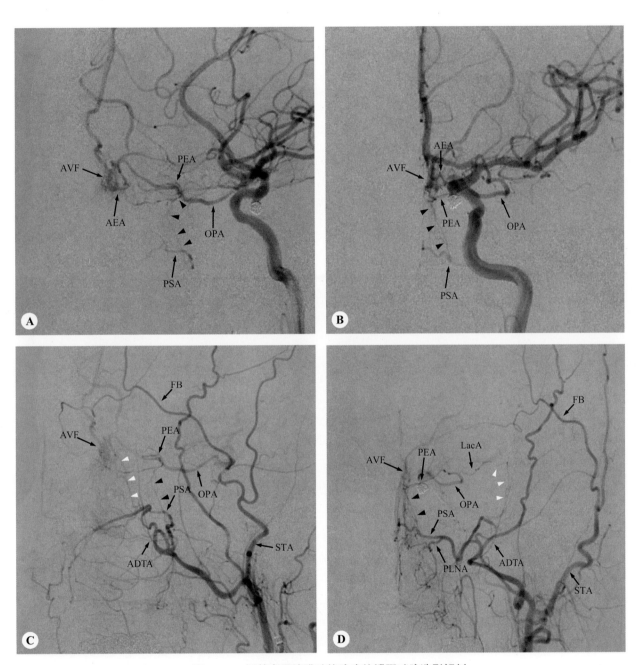

▲ 图 5-50　颅前窝硬脑膜动静脉瘘的蝶腭动脉造影解剖

A 和 B. 左侧颈内动脉造影的侧位（A）和正位（B）图像，显示硬脑膜动静脉瘘（dAVF）由筛前动脉（AEA）和筛后动脉（PEA）供血。dAVF 由额升静脉和嗅静脉引流。PEA 和鼻中隔后动脉经一条蝶骨支（箭头）吻合。C 和 D. 左侧颈外动脉造影的侧位（C）和正位（D）图像，显示 dAVF 由多条来自蝶腭动脉的小分支和来自颞浅动脉的额支（FB）供血。通过筛后动脉（PEA）和鼻中隔后动脉（PSA）（箭头）之间的吻合，眼动脉（OPA）逆向充盈显影。注意颞深前动脉（ADTA）和泪腺动脉（LacA）之间的另一处吻合（白箭头）。SupB. 上支；InfB. 下支；STA. 颞浅动脉；LPA. 腭小动脉；DPA. 腭降动脉；GPA. 腭大动脉

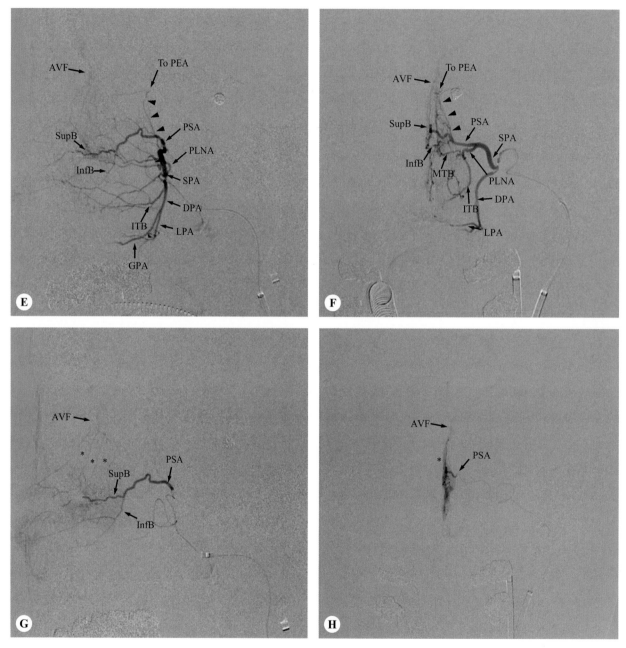

▲ 图 5-50（续） 颅前窝硬脑膜动静脉瘘的蝶腭动脉造影解剖

E 和 F. 左上颌动脉第三段造影的侧位（E）和正位（F）图像，清晰显示蝶腭动脉（SPA）的解剖。dAVF 由来自鼻中隔后动脉（PSA）和鼻中隔后外侧动脉（PLNA）的中鼻甲支（MTB）的多条微小分支供血。PSA 在内侧走行，分成上支和下支，PLNA 分成 MTB 和下鼻甲支（ITB）。MTB 向前内走行，ITB 向前下走行。还可见筛后动脉（PEA）和 PSA 间的吻合（箭头）。G 和 H. 鼻中隔后动脉超选择性造影的侧位（G）和正位（H）图像，显示其上方分支发出多条微小动脉（＊）向上穿过筛窦向 dAVF 供血。注意正常鼻中隔和上鼻甲的染色

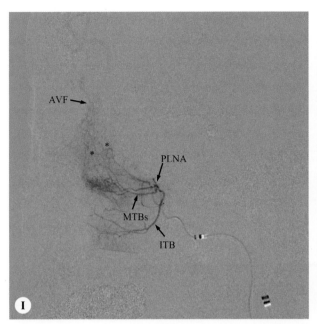
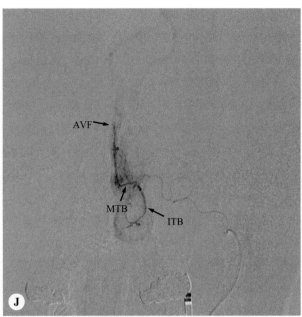

▲ 图 5-50（续） 颅前窝硬脑膜动静脉瘘的蝶腭动脉造影解剖

I 和 J. 鼻中隔后外侧动脉（PLNA）超选择性造影的侧位（I）和正位（J）图像，显示 dAVF 由多条中鼻甲支（MTB）向上发出的微小动脉（＊）供血。中鼻甲由 MTB 供血，下鼻甲由下鼻甲支（ITB）供血

参考文献

[1] Tanoue S, Kiyosue H, Mori H, Hori Y, Okahara M, Sagara Y. Maxillary artery: functional and imaging anatomy for safe and effective transcatheter treatment. Radiographics. 2013;33:209–24.

[2] Djindjian D, Merland JJ. Super-selective arteriography of the external carotid artery. Berlin: Springer; 1978. p. 22–36.

[3] Paget DH. The development of the cranial arteries in the human embryo. Contrib Embryol. 1948;32:205–61.

[4] Wasicky R, Pretterklieber ML. The human anterior tympanic artery. A nutrient artery of the middle ear with highly variable origin. Cells Tissues Organs. 2000;166(4):388–94.

[5] Hiruma T, Nakajima Y, Nakamura H. Development of pharyngeal arch arteries in early mouse embryo. J Anat. 2002;201:15–29.

[6] Silbergleit R, Quint DJ, Metha BA, et al. The persistent stapedial artery. AJNR. 2000;21:572–7.

[7] Kawai K, Yoshinaga K, Koizumi M, et al. A middle meningeal artery which arises from the internal carotid artery in which the first branchial artery participates. Ann Anat. 2006;188:33–8.

[8] Waga S, Morikawa A, Kojima T. Dural-cortical anastomosis in pial arteriovenous malformation. Case report. J Neurosurg. 1979;50:522–4.

[9] Lasjaunias P, Théron J. Radiographic anatomy of the accessory meningeal artery. Radiology. 1976;121:99–104.

[10] Komiyama M, Kitano S, Sakamoto H, Shiomi M. An additional variant of the persistent primitive trigeminal artery: accessory meningeal artery—antero-superior cerebellar artery anastomosis associated with moyamoya disease. Acta Neurochir. 1998;140:1037–42.

[11] Sagara Y, Kiyosue H, Tanoue S, et al. Selective transarterial embolization with n-butyl-2-cyanoacrylate for the treatment

of arterial hemorrhage after third molar extraction. Neuroradiology. 2013;55(6):725–31.

[12] Quisling RG, Seeger JF. Orbital anastomosis of the anterior deep temporal artery. Neuroradiology. 1975;8:259–62.

[13] Flanagan D. Arterial supply of maxillary sinus and potential for bleeding complication during lateral approach sinus elevation. Implant Dent. 2005;14:1–4.

[14] Lasjaunias P, Moret J, Mink J. The anatomy of the inferolateral trunk (ILT) of the internal carotid artery. Neuroradiology. 1977;27(13):215–20.

[15] Salaud C, Decante C, Ploteau S, Hamel A. Implication of the inferolateral trunk of the cavernous internal CAROTID artery in cranial nerve blood supply: anatomical study and review of the literature. Ann Anat. 2019;226:23–8.

[16] Kiyosue H, Tanoue S, Hongo N, Sagara Y, Mori H. Artery of the superior orbital fissure: an undescribed branch from the pterygopalatine segment of the maxillary artery to the orbital apex connecting with the anteromedial branch of the inferolateral trunk. AJNR Am J Neuroradiol. 2015;36(9):1741–7.

[17] Orhan M, Midilli R, Gode S, Asylam CY, Karci B. Blood supply of the inferior turbinate and its clinical applications. Clin Anat. 2010;23:770–6.

[18] Zhang X, Wang EW, Wei H, et al. Anatomy of the posterior septal artery with surgical implications on the vascularized pedicled nasoseptal flap. Head Neck. 201(37):1470–6.

[19] MacArthur FJ, McGarry GW. The arterial supply of the nasal cavity. Eur Arch Otorhinolaryngol. 2017;274:809–15.

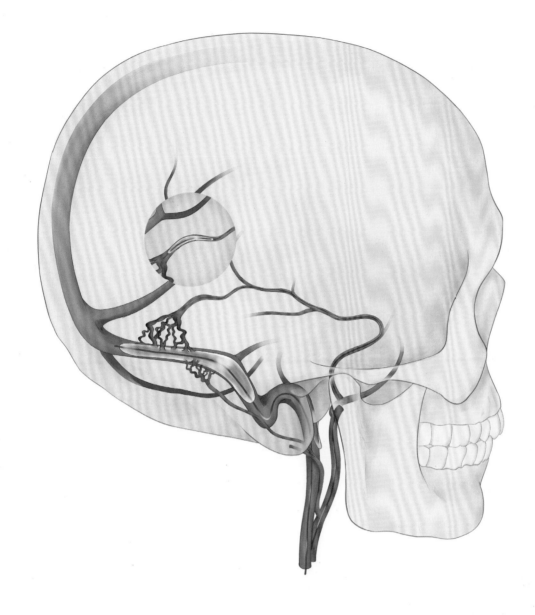

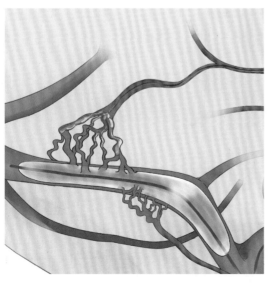
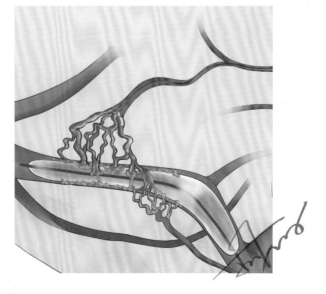

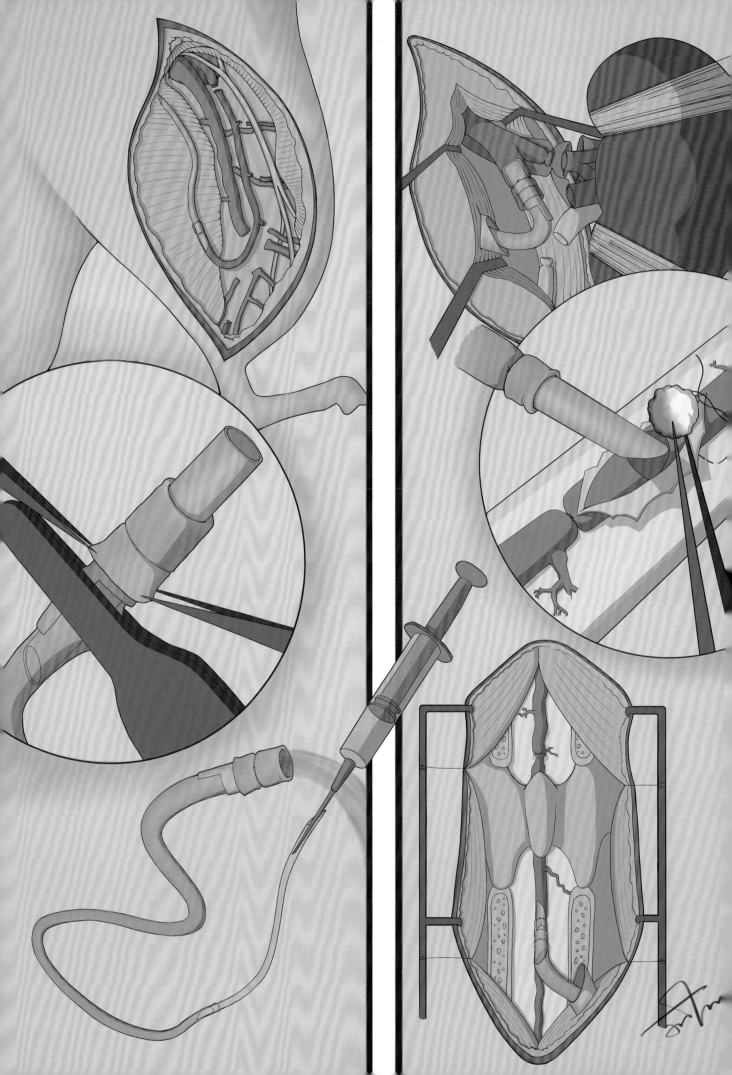